ARQUITECTURA DEL PODER INVISIBLE

Cronología del Dinero y lo Oculto

While every precaution has been taken in the preparation of this book, the publisher assumes no responsibility for errors or omissions, or for damages resulting from the use of the information contained herein.

ARQUITECTURA DEL PODER INVISIBLE: CRONOLOGÍA DEL DINERO Y LO OCULTO

First edition. March 23, 2026.

ISBN: 979-8233731242

Written by Cristina Lobo and Manuel Rodsua.

ÍNDICE

PARTE I: ONTOLOGÍA DE LA INVISIBILIDAD

1. **La Gnosis de la Evasión:** El Ojo como infraestructura del poder.
2. **La Estrategia Serpentina:** El arte de deslizarse entre jurisdicciones.
3. **El Derecho a la Inexistencia:** Por qué el capital necesita el anonimato.
4. **Soberanía Fragmentada:** El nacimiento del espacio extraterritorial.
5. **La Estética del Búnker:** Arquitecturas físicas de la riqueza oculta.

PARTE II: LAS RAÍCES ANCESTRALES (EL MUNDO ANTIGUO)

1. **Delos y el Templo de la Inmunidad:** El primer puerto franco de la historia.
2. **Los Hieropoioi:** Gestores fiduciarios y el tesoro sagrado.
3. **El Papiro y el Contrato:** Tecnologías de registro en el Egipto Ptolemaico.
4. **Roma y la Ficción Jurídica:** El origen de la persona moral.
5. **Julio César y la Exención:** El uso político del perdón fiscal.
6. **Mercaderes de la Sombra:** Rutas comerciales fuera del radar imperial.

PARTE III: LA EDAD MEDIA Y EL RENACIMIENTO DEL FRAUDE

1. **La Orden del Temple:** Los banqueros de Dios y la red transnacional.
2. **Letras de Cambio:** El dinero que viaja sin moverse.
3. **Las Ciudades-Estado Italianas:** Venecia y la contabilidad de doble cara.
4. **La Hansa y el Privilegio:** Redes comerciales contra el poder soberano.
5. **Alquimia y Finanzas:** La transmutación del valor en secreto.

PARTE IV: LA ERA DE LOS IMPERIOS Y LAS COMPAÑÍAS

1. **La Compañía de las Indias Orientales:** Un Estado dentro de un Estado.
2. **Banderas de Conveniencia:** El mar como territorio sin ley.
3. **Suiza y el Edicto de 1713:** El nacimiento formal del secreto bancario.
4. **Los Rothschild y el Telégrafo:** La ventaja informativa como capital.
5. **La City de Londres:** El corazón del imperio en la sombra.

PARTE V: EL SIGLO XX – LA CONSOLIDACIÓN DEL SISTEMA

1. **La Gran Guerra y la Fuga de Capitales:** El refugio alpino.
2. **El Modelo de Delaware:** La competencia por la opacidad interna.
3. **Islas Caimán y el Caribe:** De puestos piratas a centros financieros.
4. **La Logia P2 y el Banco Ambrosiano:** Religión, política y dinero negro.
5. **Operación Blancanieves:** Infiltración y borrado de registros.
6. **Eurodólares:** El mercado que escapó al control de los bancos centrales.

PARTE VI: LA TECNOLOGÍA DEL OJO DIGITAL

1. **De la Máquina de Escribir al Algoritmo:** La aceleración del flujo.
2. **El Código es la Ley:** *Smart Contracts* y la evasión programada.
3. **Criptografía y Privacidad:** El sueño de las monedas inrastreables.
4. **La Blockchain de Doble Filo:** Transparencia vs. Anonimato técnico.
5. **Paraísos de Datos:** Servidores en tierra de nadie.
6. **Inteligencia Artificial en el Compliance:** El juego del gato y el ratón.

PARTE VII: MECÁNICA DE LA OPACIDAD MODERNA

1. **Sociedades Pantalla y Matrioskas:** Cómo perder el rastro del dueño.
2. **Precios de Transferencia:** El arte de mover beneficios entre fronteras.
3. **El Lavado de Reputación:** Filantropía y cultura como escudo.
4. **Freeports:** El arte que nunca se ve y que nunca paga impuestos.
5. **La Industria de los Facilitadores:** Abogados, contables y consultores.

PARTE VIII: EL MAPA DE LAS SOMBRAS ACTUALES

1. **Dubai y el Nuevo Eje del Capital:** El refugio de la post-globalización.
2. **Singapur y la Eficiencia Opaca:** El modelo asiático.
3. **Las Zonas Económicas Especiales:** Agujeros negros en la soberanía nacional.
4. **CBDC y el Fin del Efectivo:** ¿Hacia una vigilancia total?

PARTE IX: HACIA LA LUZ (CONCLUSIONES Y FUTURO)

1. **El Periodismo de Filtraciones:** De los Panama Papers a Pandora.
2. **Litigios Estratégicos:** La batalla legal contra los paraísos.
3. **La Cooperación Multilateral:** ¿Es posible un registro global de activos?
4. **Ética de la Transparencia:** Recuperar la capacidad de decidir.
5. **Iluminar la Sombra:** Una nueva arquitectura para el bien común.

Capítulo 1: La Gnosis de la Evasión: El Ojo como infraestructura del poder.

EL OJO NO ES SOLO UN símbolo: es un aparato. Se lo puede dibujar en la moneda, tallarlo en una fachada, pronunciarlo en voz baja en los pasillos de los bancos privados; pero su eficacia no reside únicamente en la imagen que lo representa. El Ojo, en este libro, es una infraestructura ontológica: una mirada que gobierna, un mapa que reorganiza la realidad fiscal y una ley que decide quién tiene derecho a la existencia contable y quién queda relegado a la invisibilidad. Es, simultáneamente, mirada que observa y arquitecto que rehace el mundo; no indica tanto lo que existe como lo que puede pasar por existente. Donde el Ojo mira, el estatuto de lo fiscal se modula, se permite o se niega la aparición pública del sujeto económico.

La invisibilidad financiera no es un accidente ni solamente una astucia táctica. Para quienes administran el capital concentrado, ser invisible es una necesidad ontológica. No se trata de un simple oportunismo tributario, sino de una condición de supervivencia simbólica y material: sin opacidad, el poder no se reproduce; sin anonimato, la riqueza pierde su capacidad de moverse con impunidad. Así la invisibilidad se convierte en técnica de preservación —de linaje, de reputación, de fuerza— y en motor para la invención de territorios, leyes y símbolos que la legitimen.

Imagínese una sala con luz cenital. No es una sala de juntas cualquiera: es un santuario civil donde el tiempo parece deslizarse con la gravedad de los papeles. Mapas extendidos sobre una mesa de madera oscura muestran archipiélagos, costas, carteras de bancos y nombres en red: puertos, fundaciones, despachos de abogados, cámaras de comercio. De las líneas dibujadas con lápiz salen filamentos de luz, como si alguien hubiese colocado pequeñas hebras de neón para trazar venas bajo el mapa. En las pantallas, nodos parpadeantes indican movimientos de capital: una transferencia que salta de un trust en una isla a una cuenta numerada en otra jurisdicción; en un terminal contiguo, fichas con fechas de renovación de exenciones fiscales se desplazan como piezas de un reloj.

El olor es a cuero y a papel antiguo. Hay murmullos bajos, el crujido de sillas que giran, la puntual aclaración de un nombre de empresa que suena extranjero. En el centro, una mesa donde se trazan líneas con la cadencia de quien diseña un plano anatómico: aquí se definen discontinuidades, se instituyen puentes, se deciden los silencios. A los iniciados, la sala produce euforia: la invisibilidad es una promesa cumplida; a los forasteros, provoca una inquietud indefinible, la sensación de que se está ante un teatro que conoce más reglas que las que aparecen en el presupuesto público.

El Ojo funciona como arquitecto: no solo ubica, también reconfigura. Una puerta cambia de sitio en el mapa jurídico y, con ella, la trayectoria del dinero; una ficha nominal se intercambia por una sociedad offshore y aquello que era patrimonio queda fuera del dominio público. Aquí se imagina la ciudad como un conjunto de piezas móviles: fachadas que parecen templos, ventanillas que no exigen presencia física, estatutos locales que eximen del impuesto. Las decisiones en esa sala no son simplemente contables; son performativas: nombrar una entidad en cierta jurisdicción hace que deje de estar sujeta a obligaciones comunes. El Ojo, por tanto, no observa pasivamente; dispone, ordena, decide quién puede respirar legalmente y quién debe aprender a existir en la penumbra.

Debajo de las líneas luminosas del mapa late un sistema técnico-legislativo. No es una máquina improvisada; es un ecosistema con piezas diseñadas con deliberación. Las jurisdicciones que permiten la creación de sociedades pantalla se complementan con despachos jurídicos especializados —bufetes que venden "paquetes" de constitución y fideicomisos—; bancos corresponsales facilitan el tránsito del efectivo y cámaras de comercio certifican operaciones que, en apariencia, legitiman movimientos; fundaciones y trusts sirven de amortiguador entre la titularidad real y los registros públicos. Cada uno de estos elementos ocupa una función definida en una arquitectura cuya finalidad es crear discontinuidades entre la propiedad real y su rastro oficial.

Los procesos, explicados en frío, parecen simples procedimientos administrativos: constitución de una sociedad anónima con directivos nominados, apertura de cuentas numeradas, convenios de confidencialidad, contratos de préstamo entre sociedades relacionadas en distintas jurisdicciones. Pero ese lenguaje maquinal esconde una deliberación ética: se construyen ruidos legales capaces de transformar una huella en un laberinto. Una transferencia en efectivo se combina con la compraventa de metales preciosos; una triangulación jurídica convierte en legal lo que la fiscalización preferiría denominar "desvío". No estamos, aquí, ante errores: estamos ante arquitectura pensada por manos que conocen los vacíos de los códigos y la pereza de las administraciones.

Ese ecosistema no solo oculta propietarios; articula derechos. ¿Quién es sujeto de la ley tributaria? ¿Quién tiene voz en un registro? La estructura deliberada crea categorías de existencia fiscal: algunos aparecen con nombre y rostro; otros, simplemente, son referencias cifradas en informes confidenciales, disponibles solo para quienes poseen la llave. Y esa llave es técnica: abogados que conocen cláusulas, bancos que aplican procedimientos de corresponsalía, funcionarios locales que permiten la inscripción de sociedades sin presencia efectiva. Es un mundo de discontinuidades habitual para quien sabe leerlo —un mapa con islas de impunidad diseñadas para sostener la movilidad del capital.

Pero no basta con ocultar dinero; hace falta ocultar sentido. Aquí nace la tecnología oculta del poder: rituales, símbolos y la ingeniería de narrativa que transforma la desigualdad en destino. La opacidad necesita legitimación cultural. Un banco, por ejemplo, no se presenta sólo como institución técnica sino como institución de confianza; su branding evoca estabilidad, tradición, moralidad. Las campañas publicitarias no venden un producto; venden un sustrato mítico: "Seguro, sobrio, eterno". Lo sagrado y lo financiero se entrelazan: fachadas que remiten a templos, columnas que hablan de permanencia, logotipos que reproducen arquetipos de autoridad.

No es un fenómeno marginal. Las instituciones dominantes invierten en lo simbólico con la misma precisión con la que estructuran un fideicomiso. Se desarrollan procedimientos de "conciencia pública": estrategias de relato que hacen que la riqueza parezca natural, inevitable, merecida. Se incorporan tecnologías de la emoción: desde publicidad que apela al orgullo nacional hasta la instrumentalización de símbolos religiosos para conferir legitimidad ética a movimientos de capital. El resultado es que el sentido colectivo se moldea: la desigualdad deja de leerse como contienda política para convertirse en paisaje aceptado. La riqueza aparece como destino más que como consecuencia de políticas concretas.

Esa tecnología oculta funciona como una segunda infraestructura: no está inscrita en el papel legal, sino en la mente colectiva. Si la primera arquitectura del Ojo establece la posibilidad técnica de la invisibilidad, esta segunda la garantiza culturalmente. Cuando una entidad aparece como "filantrópica" o "sagrada", su opacidad se disfraza de virtud. Los símbolos trabajan como condimentos: añaden sabor sagrado a contratos que, si fueran leídos fríamente, revelarían lo que son: reglas diseñadas para excluir responsabilidad.

Los símbolos no son meros adornos; condensan legitimidad. Allí donde la letra de la ley falla, la imaginería actúa con eficacia profunda. Hermes o Mercurio, por ejemplo, ha sido reutilizado a lo largo de la historia por comercios y bancos: mensajero y comerciante, su figura articula la idea del mediador que sabe desplazarse entre límites. La pirámide, truncada o no, es perfecta para el poder: indica continuidad y jerarquía. El Ojo, coronando una pirámide o mirando desde un dintel bancario, reúne la sensación de vigilancia y de protección: alguien observa y bendice. Estos arquetipos trabajan en el inconsciente colectivo, reducen la resistencia y hacen plausible la concentración del poder.

Visualice un billete: microletras, columnas que recuerdan templos, iconografías clásicas. O piense en la avenida principal de una capital financiera: fachadas con columnas, salas de recepción que parecen naves de oración, ceremonias corporativas que imitan liturgias religiosas. Cada gesto, cada objeto, trabaja para transformar una institución técnica en una entidad con aura. En ese lenguaje, la legitimidad se transmite por contagio: si la institución se parece a lo sagrado, su privilegio parece merecido.

El mecanismo es simple: condensar legitimidad simbólica para desplazar el conflicto. En vez de justificar privilegios mediante argumentos políticos, se los naturaliza mediante mitos visuales. El símbolo actúa como conmutador: cambia la pregunta "¿por qué este privilegio?" por la observación "así ha sido siempre". Y cuando la historia apoya la fábula, la crítica pierde fuerza; al poder le basta una arquitectura de imágenes para reproducirse.

La era digital no ha abolido el Ojo; lo ha potenciado. Si antes la gnosis se desplegaba mediante mesas de madera y escrituras selladas, ahora lo hace mediante códigos y modelos predictivos. El Ojo incorpora algoritmos que perfilan y anticipan. Los bancos usan modelos que detectan patrones de comportamiento de clientes; los sistemas de scoring social y financiero condicionan el acceso a créditos, a mercados y a servicios. Los data brokers actúan como oráculos modernos: acumulan, combinan y venden información que permite predecir movimientos de capital y de consumo.

La tecnificación tiene un efecto psicológico profundo: la sensación de ser conocido sin ser visto. Una institución ya no necesita un funcionario que recuerde un nombre: necesita un modelo que lo prediga. Esa desmaterialización del conocimiento —convertir reputación en un número, confianza en un score— desplaza el poder desde la letra de la ley hacia la lógica de las máquinas. Las decisiones se delegan a sistemas que, por su opacidad, resultan difíciles de cuestionar.

Pero hay otra consecuencia: la vulnerabilidad de la privacidad. Los datos personales, combinados con información económica, producen perfiles que pueden ser instrumentados. Un estado o una corporación con acceso a esos modelos puede condicionar la existencia fiscal de una persona sin recurrir a procesos judiciales largos: basta con algoritmos que nieguen acceso. Así, la soberanía se transfiere, gradualmente, desde las instituciones democráticas hacia arquitecturas técnicas que gobiernan en tiempo real.

Si el Ojo es una máquina compuesta —símbolos que legitiman, leyes que permiten, territorios que alojan y algoritmos que predicen—, su eficacia radica en la coordinación de esas partes. La Estrategia Serpentina, a la que apenas rozamos aquí, es el procedimiento histórico por el cual estas piezas se ensamblan: una táctica de largo aliento que aprovecha convulsiones, incorpora símbolos y desplaza soberanías. No es un plan único; es una técnica: desplazar la conflictividad hacia procedimientos técnicos y narrativos, aprovechar las fracturas de la historia para consolidar enclaves de impunidad y volver la excepción en regla.

Queda, sin embargo, una pregunta que atraviesa este capítulo y abre el siguiente: ¿cómo nacieron los mecanismos extraterritoriales que hoy alimentan el Ojo? ¿Hay continuidad entre las islas sagradas y los paraísos fiscales modernos, entre las prácticas rituales de los mercaderes antiguos y la ingeniería legal contemporánea? Es la pregunta que nos llevará, en la próxima parada, hacia Delos y los primeros hieropoioi: hacia el lugar donde lo sagrado y lo económico comenzaron a fundirse como tecnología de protección patrimonial.

Capítulo 2: La Estrategia Serpentina: El arte de deslizarse entre jurisdicciones.

DELOS NO FUE UNA INVENCIÓN accidental del comercio; fue, desde su primera hora de esplendor, un experimento institucional: una isla que admitía a la vez la sagrada presencia de un santuario y la desnuda actividad de un mercado global. Su estampa —un puerto dominado por templos, atalayas y almacenes— funcionó como taller de nuevas formas de soberanía extraterritorial. Allí se probó, con paciencia y temple, la convergencia entre inmunidad religiosa y protección patrimonial; allí se hicieron prácticas que más tarde aparecerían como prototipos de paraísos y protecciones contemporáneas. Este capítulo retoma la pista arqueológica y literaria para reconstruir cómo Delos se convirtió en un laboratorio de lo que podríamos llamar gestión extraterritorial: una jurisprudencia práctica donde lo sagrado amparaba, y a veces ocultaba, lo económico.

Pequeñas embarcaciones de vela arriman a muelles de madera mientras góndolas más grandes descargan ánforas marcadas con sellos de origen. El olor es mezcla de pescado, resina y cera recién vertida; el graznido de las gaviotas se confunde con los gritos de grumetes que tiran de sogas y con el repiqueteo de cinceles sobre piedra, que inscriben dedicatorias en placas destinadas a los altares. Delos se lee, a la vez, como un santuario y como una gran bodega: los tesoros del templo conviven con mercancías privadas, y los pasillos laterales del ágora son lugar de trueque de favores, de acuerdos rápidos, de pactos susurrados entre hombres con manos curtidas por la sal.

En las tiendas adosadas al santuario circulan escribas que tallan nombres en tablillas, mercaderes que recitan listas de cargas y sacerdotes que reciben ofrendas y, simultáneamente, testimonian contratos. Las farsas que separan religiosidad y comercio son endebles: el espacio sagrado presta su aura al trato económico; la protección ritual añade valor en el sentido operativo: si un barco queda depositado "bajo la tutela" del templo, lo hace con la ilusión —y casi siempre con la práctica— de inmunidad frente a exacciones externas. Delos no era solamente un sitio de culto; era una oficina de archivo y custodia, donde el cuerpo del santuario servía de cofre común para intereses múltiples.

Atenas, en el auge de su comercio, aplicó aranceles y tributos que gravaban, entre otras cosas, la importación de mercancías. Entre esas medidas, las fuentes y las reconstrucciones académicas sugieren la existencia de tasas aduaneras que aproximadamente rondaban el 2% en ciertos periodos y categorías de comercio; más importante que la cifra es la consecuencia: los comerciantes buscaron rutas y instituciones que permitieran sortear esas obligaciones. Delos, por su condición de isla sagrada y de puerto neutral, ofrecía un recurso insospechado: la posibilidad de deslocalizar la contabilidad y poner la mercancía "bajo sagrado".

El mecanismo era práctico y elegante. Un cargamento llegaba a Delos y, antes de que la pólvora del papeleo se encendiera, el propietario hacía declarar el barco y la carga "en depósito del dios". Se redactaba un testamento simbólico o una dedicación: "Apollo custodie mi navis y mis ánforas, hasta que mi deuda se regularice", decía la fórmula que aparecería en piedra o en tabla. En otros casos, el vendedor emitía poderes a intermediarios insulares que realizaban nuevas inscripciones de propiedad en favor de cultos o de comunidades sacras, transformando así la titularidad material en una figura ritual que las administraciones fiscales costeras consideraban, por convención o por respeto, intocable.

Las técnicas prácticas se desplegaban con una trama de actores: capitanes que cambiaban manifiestos, escribas que rectificaban fechas, notarios sagrados que certificaban legados y sacerdotes que aceptaban la custodia con la solemnidad de un acto litúrgico. Era el truco administrativo perfecto: sin violar del todo la letra de la ley, se ponía la letra en una vitrina sagrada que hacía difícil la extensión de la mano recaudadora. Para un comerciante ateniense harto de tributos, llevar la mercancía a Delos equivalía a un arbitrio sensato: menor pago, mayor seguridad y, sobre todo, legitimación en el lenguaje del templo.

Entre las piedras del santuario se han encontrado inscripciones que los arqueólogos han reconstruido como fichas de custodia. Imaginemos una inscripción tipo, recreada para entender la textura del sistema:

"Año del arcontado de N., y bajo la presencia del sacerdote X., Yo, Mnesicleo, navegante de Chios, lego mi barco 'Helíade' y su carga de vino y aceite al Santuario de Apolo en Delos, para que por mandato sagrado le sirva de asilo contra cualquier tributo impuesto por Autoridad externa hasta que mi deuda se satisfaga o mi voluntad la reclame. Sellado por testigos: D, E y el escriba Y."

El texto no es un contrato moderno, pero funciona como uno: contiene identificaciones, testigos, una condición y la voluntad del legante. Su virtud era registrar públicamente la custodia en un idioma que las autoridades de la época comprendían: no se trataba de borrar la sombra de la mercancía, sino de re-significarla.

Con el tiempo, la isla dejó de ser solo una alternativa ocasional para despachos que huían del impuesto: se transformó en un centro de acumulación. Los almacenes sagrados —thesauroi— adquirieron un doble estatuto: a la vez preservaban ofrendas votivas al dios y funcionaban como bóvedas para bienes privados. Cajas selladas, ánforas con loas inscritas y cofres lacrados se alojaban en compartimentos que, en apariencia, respondían al rito; en la práctica, ofrecían una custodia que combinaba sigilo y legitimidad.

Los sacerdotes del santuario actuaban como fiduciarios. No eran banqueros en el sentido moderno, pero ejercían una función análoga: guardar, certificar y, cuando era necesario, arbitrar reclamaciones. Su inmunidad religiosa les permitía ejercer una diplomacia funcional: recibían legados de ciudades, tesoros de templos y depósitos privados sin la interferencia de autoridades seculares que respetaban la frontera del sagrado. Ese estatuto dotó a Delos de una peculiar calidad extraterritorial: era un enclave donde el derecho común se suspendía o se reinterpretaba en clave sacra, y esa suspensión resultó útil a quienes deseaban conservar patrimonio fuera del alcance de recaudadores o acreedores.

Los espacios materiales del santuario—naves con techos de madera, cámaras subterráneas, cofres de plomo y tablillas con nombres—constituyeron una infraestructura tangible de custodia. Además, nació con ello una práctica de certificación: sellos ad hoc, rúbricas de sacerdotes y códigos de acceso reconocidos por clientes y corresponsales de otras ciudades. Había, por decirlo así, un mercado de confianza. Aquellos que podían probar su participación en esa red gozaban de una garantía simbólica que a menudo bastaba para mover capitales de manera segura y rápida.

En el corazón de esta organización estaban los hieropoioi: magistrados-sacerdotes encargados de tesoros. Sus títulos podían variar, pero su función se mantenía: administrar lo que había sido consagrado y resolver disputas sobre custodia. Los hieropoioi eran a la vez custodios de la sacralidad y operadores prácticos de un servicio social que, sin llamarse banco, funcionaba muy parecido a uno. Poseían autoridad para emitir documentos de custodia, recibir legados y, en nombre del santuario, actuar en transacciones que requerían confianza formal.

Esa doble función les ponía en una posición ambigua frente a las polis: eran respetados por su carácter religioso, pero odiados por quienes veían en ellos privilegios. Existía una tensión legítima entre la autonomía del santuario y las exigencias fiscales y políticas de las ciudades-Estado. Cuando la polis miraba con recelo, los hieropoioi contestaban con la razón de la piedad: proteger las ofrendas era proteger el favor divino, y tocar esas reservas equivalía a profanar la religión. La ambivalencia pública se traducía en ambivalencia política:

veneración por la función sagrada y resentimiento por la asimetría de privilegios materiales.

En la práctica, los hieropoioi mediaban tanto en lo sagrado como en lo material. Redactaban actas, firmaban pactos y autorizaban transferencias de bienes—siempre con el barniz de la liturgia y la seguridad del sello ritual. En muchos sentidos, su autoridad equivalía a la de un notario con inmunidad especial: la logística de protección convertía la sacralidad en un escudo funcional. Así, la resiliencia económica del santuario se construyó, a la vez, con la piedad de los fieles y la habilidad administrativa de sus custodios.

La reconstrucción de estas prácticas no es mera conjetura romántica: la epigrafía ofrece testimonios concretos. Inscripciones de cuentas de donaciones, listas de beneficiarios y cláusulas de custodia han sido halladas en fragmentos que permiten ver el mecanismo en acción. Muchas de esas fichas hablan en tono administrativo: proveedores de aceite, transportistas, pagos a sacerdotes y registros de cajas selladas. Juntarlas produce una imagen de gestión que alterna lo litúrgico y lo mercantil.

Pero la evidencia textual no basta para explicar la dimensión performativa de la protección. Aquí es donde los Papiros Mágicos Griegos (PGM) entran en escena como complemento: el Praktikon, por ejemplo, es una especie de manual ritual que combina fórmulas, invocaciones y recetas para asegurar el favor y la clientela. Lejos de ser superstición marginal, el Praktikon fue una tecnología de mercado: fórmulas que se recitaban para atraer compradores, amuletos que se colocaban en puertas y pequeños rituales que funcionaban como marketing simbólico. Cuando un mercader llevaba una estatuilla a Delos y la depositaba en un nicho, no sólo ofrecía una plegaria: custodiaba su reputación en un registro que era comprensible y valorado por sus contemporáneos.

El paralelo entre prácticas rituales y servicios fiduciarios es evidente: tanto la inscripción en piedra como el Praktikon funcionaban como contratos sociales. La magia —en la forma de amuletos, fórmulas y estatuillas— no anulaba la economía racional; la reforzaba, al proporcionar un repertorio cultural de confianza que complementaba a la certeza documental. Es una lección recurrente: las tecnicidades del mercado se sostienen, a menudo, en tecnologías culturales que operan como enjambres de legitimación.

Hermes, mensajero y patrón de los comerciantes, desempeñó en Delos un papel simbólico central. Era la divinidad que legitimaba tanto el tránsito mercantil como la astucia necesaria para operar en los bordes de la ley. Los mercaderes no sólo invocaban su nombre; lo materializaban en estatuillas, pequeñas figuras huecas que eran depositadas en hornacinas o guardadas bajo el mostrador. Una de las prácticas más curiosas, documentada en fuentes comparativas y en restos materiales, fue la fabricación de estatuillas huecas de Hermes donde se introducían peticiones escritas: listas de clientes, votos de buena travesía y nombres de deudores. Selladas y consagradas, esas piezas actuaban como receptáculos de intención comercial.

Junto a las estatuillas se usaban también figuras de cera del mendigo —pequeñas representaciones del indigente que pedía—; su función era apotropaica y promotora: se creía que la presencia de la figura atraía clientela compasiva o bien predisponía a la clientela a la generosidad. De un modo muy moderno, la simbología artesanal se convirtió en una herramienta de branding: el taller que exhibía la imagen de Hermes o del mendigo era leído por los clientes como parte de una red compartida de prácticas y de confianza. Para el mercader, la figura no era superstición irrelevante; era una marca que hablaba en un lenguaje que todos los actores comerciales conocían.

La psicología detrás de estas prácticas era clara: en contextos donde el formalismo jurídico era aún incipiente, la reproducción de signos compartidos suplía ausencia de contratos fuertes. La devoción a Hermes, el depósito de estatuillas huecas, la lectura de fórmulas del Praktikon —todo ello— constituía una gramática pública que facilitaba el comercio internacional. Esa gramática, combinada con la infraestructura material del santuario, convirtió a Delos en un lugar donde el capital encontraba, tanto en piedra como en palabra, recursos para sortear peligros y exacciones.

Delos ofrece una lección antigua pero clara: las prácticas extraterritoriales no nacieron en salas modernas ni bajo la ley inglesa; surgieron en contextos donde la sacralidad y la necesidad se entrelazaban para producir soluciones viables. El santuario como custodia, el hieropoios como fiduciario, las estatuillas como marcas de reputación y el Praktikon como tecnología de mercado son indicios de continuidad mental: cuando la fiscalidad aprieta, las comunidades buscan dispositivos —rituales, espacios y reglas— que preserven la circulación del capital y la seguridad de los detentores. Delos fue, en suma, un prototipo temprano: la isla demostró que la inmunidad ritual podía convertirse en funcionalidad económica.

La pregunta que abre la próxima estación del relato es doble: ¿cómo se transformó este estatuto sagrado en privilegio estatal masivo? ¿Qué mecanismos permitieron que la inmunidad de los templos deviniera, siglos después, en prerrogativas concedidas por gobernantes y emperadores? La respuesta se despliega en Roma. Las exenciones y privilegios que Julio César institucionalizó para ciertas ciudades y templos no fueron una ruptura repentina: son parte de una genealogía que conecta la isla sagrada con la plaza imperial. En esa continuidad veremos cómo la inmunidad se institucionaliza, se normaliza y, con el tiempo, se recicla hasta transformarse en uno de los pilares del Ojo moderno.

Capítulo 3: Soberanía Fragmentada: El nacimiento del espacio extraterritorial.

ROMA NO APARECIÓ COMO una incubadora accidental de privilegios; fue, desde su expansión, un taller de instrumentos políticos que combinaban poder militar con concesiones fiscales. En la vasta maquinaria imperial, la exención fiscal dejó de ser una mera gracia puntual para convertirse en herramienta de gobierno. Julio César, en su doble condición de general y legislador, fue uno de los primeros gestores prácticos en ver en la inmunidad una palanca de cohesión: no la dispensó por piedad ni por capricho, sino por cálculo estratégico. Comprendió —y puso en acto— que la excepción bien administrada puede ser más eficaz que la represión abierta.

La Curia está más fría de lo habitual; la luz que entra por las hendijas de la cúpula cae sobre un mapa desplegado como si fuera un tapiz de conquistas. Ante César hay una mesa con anotaciones, nombres de ciudades italicas y provincias, cifras de tributos y la lista interminable de legiones que exigen suministros y lealtades. Resuena un rumor bajo: soldados esperando tierras, aliados pidiendo inmunidades, el Senado que observa con cautela.

César contempla las provincias, las líneas de abastecimiento y los puestos de mando. No sólo piensa en recaudación; piensa en lealtad. Una ciudad que no paga impuestos es una ciudad que debe favores; una colonia exenta puede convertirse en punta de lanza para reclutar provisiones y hombres. En la Curia firma decretos con una mano hecha a la pluma política: exenciones para templos que financiarán la logística militar, privilegios para municipios que se comprometan a suministrar granos para las legiones, donativos que se transforman en inmunidades. La maniobra es fría y práctica: con cada privilegio se cosecha un cordón de dependencia que hace difícil la traición.

César no inventa la excepción, la sistematiza. En su pluma se convierten en instrumentos públicos fórmulas que antaño eran concesiones personales. La práctica no es caridad; es gestión de orden. Un privilegio, firmado en el foro, es una red: garantiza lealtad militar, asegura provisiones y crea una clase de beneficiados que dependerá de la estabilidad del régimen para conservar su ventaja.

La inmunidad fiscal así concebida cumple varias funciones. Primero, es un medio de cohesión: otorga beneficios concretos a elites locales y notables que, en reciprocidad, sostendrán la estructura imperial. Segundo, es un mecanismo de pacificación: eximir a templos y ciudades de tributos reduce tensiones y facilita la incorporación de territorios recién sometidos; la población ve la gracia como reconocimiento de privilegio histórico o religioso. Tercero, la inmunidad es un instrumento de gobierno que instala jerarquías dentro de la comunidad política: algunos sujetos quedan "fuera" del yugo común, dotados de un estatuto que los distingue.

Los procedimientos con que se otorgaba la inmunidad empezaron a institucionalizarse. No bastaba con la palabra del magistrado; se expedían placas, inscripciones públicas, decretos que funcionaban como certificaciones legales: placas de bronce, actas públicas, sellos que perpetuaban la decisión. La inmunidad dejaba de ser acto privado para transformarse en institución: renovable, heredable en algunos casos, y, sobre todo, visible. Sin embargo, la visibilidad de la exención no equivalía a transparencia: las placas proclamaban el privilegio en la plaza, pero no detallaban su justificación ni el alcance completo de la excepción. Era la forma de naturalizar la excepción: grabarla en bronce para que pareciera parte del orden.

En la periferia de un municipium aparece una placa que dice, con letras que aún hoy resuenan: "Inmunis in iugo". La expresión suena a proclamación: libre del yugo. Inscripciones de este tipo —reconstruidas por arqueólogos y epigrafistas— funcionan como evidencia material de un régimen donde la excepción se inscribe en la piedra. La Placa de Flavia Publicia, evocada en registros y reconstrucciones históricas, es un ejemplo emblemático de cómo lo sagrado y lo jurídico se amalgamaron para crear privilegios tangibles. En ella se lee, según las reconstrucciones, el otorgamiento de exenciones a un individuo o a una propiedad consagrada, y el acto se enmarca con fórmulas solemnes que invocan la protección de estados y cultos.

El caso de la placa ejemplifica una tensión simbólica: la inmunidad se presenta como consecuencia del favor divino o del patrocinio imperial. La inscripción no necesita explicar política fiscal; su fuerza reside en una liturgia pública que consagra la excepción. Para la población, ver una placa como esa en el foro equivale a aceptar que la ciudad está inscrita en un orden más amplio, donde algunos nombres se elevan por encima de la carga común. Para los beneficiados, la placa es un título impreso en la memoria pública: su privilegio se perpetúa en la materialidad del bronce.

No sólo individuos ni templos obtuvieron inmunidad. Las colonias veteranas, enclaves militares y ciertos puertos con funciones estratégicas recibieron estatutos especiales: exenciones, monopolios temporales y derechos comerciales privilegiados. Estas figuras constituían el precedente directo de las "ciudades libres" o portos francos de etapas posteriores: territorios dentro del imperio que gozaban de un trato distinto frente a la norma general.

Los procedimientos permiten que ciertas áreas funcionen como instrumentos estratégicos de política exterior e interior: una ciudad exenta de impuestos puede actuar como centro de abastecimiento, puerto de reabastecimiento para flotas o punto de concentración de aliados. Se construye así una geografía de privilegios: islas fiscales dentro de la soberanía imperial, cuyos estatutos podían renovarse, heredarse o ser revocados según las necesidades del Estado.

El mecanismo técnico también anticipa prácticas posteriores: estatutos locales que se registran en archivos, privilegios que se renuevan por edicto y la posibilidad de que figuras poderosas patrocinen la concesión. Las exenciones se volvieron, por tanto, formas de gobierno territorial: una manera de modular la soberanía según conveniencias estratégicas.

El efecto sistémico de estas exenciones fue la consolidación de una élite parcialmente intocable. Los beneficiados se organizaron en redes de reciprocidad: matrimonios, mecenazgos, cargos religiosos y ocupaciones en el aparato municipal que reproducían la ventaja de generación en generación. La inmunidad tomaba la forma de patrimonio: no solo un derecho momentáneo, sino un activo trasmitible que garantizaba acceso a recursos y oportunidades que los sujetos fiscales ordinarios no conocían.

La dinámica interna de estas élites incluyó prácticas explícitas para asegurar su permanencia: alianzas matrimoniales que combinaban patrimonios, donaciones públicas que legitimaban la visibilidad de la beneficencia y la ocupación de sacerdocios o cargos administrativos que blindaban el acceso a la información. La sacralidad reaparecía como estrategia: al asociar el privilegio con lo sagrado —templos, sacerdotes, ceremonias— se reducía la resistencia política. El privilegio se revestía de legitimidad cuando se podía presentar como continuidad de una tradición religiosa o como fruto de la benevolencia imperial.

Estas prácticas no se extinguieron con la caída de César; su lógica perduró y se adaptó a marcos nuevos. Las exenciones que comenzaron como instrumentos de cohesión militar y política se transformaron con el tiempo en elementos de estratificación social que facilitaron el surgimiento de clases privilegiadas con capacidad para operar fuera de las obligaciones comunes.

La inmunidad, así vista, deja de ser un accidente administrativo. Es un artefacto político que crea sujetos con existencia fiscal diferenciada. Cuando la excepción se naturaliza por medio de placas, templos y estatutos, se construye una estructura social que reproduce ventajas y que, con el tiempo, se convierte en engranaje de mayor alcance:

ciudades liberadas, puertos francos y colonias exentas son los anillos de la cadena que conectan la isla sagrada con el Estado universal.

En ese tránsito entre lo sagrado y lo estatutario, la sacralización del privilegio se erige como recurso permanente. La lección romana, inscrita en bronce y en decreto, llegará lejos: siglos después encontrará su eco en institutos que mezclan misión religiosa y operación financiera. El siguiente capítulo se detendrá en ese epicentro moderno del privilegio sacro: el Vaticano y su órgano financiero, el IOR —un lugar donde la inmunidad deja de ser sólo prerrogativa aristocrática para transformarse en práctica institucional con alcance global.

Capítulo 4: Soberanía Fragmentada: El nacimiento del espacio extraterritorial.

ABRIR LA PUERTA DEL Instituto para las Obras de Religión —el IOR— no es entrar en una sucursal bancaria cualquiera. Se entra en un territorio híbrido donde lo administrativo y lo litúrgico se cruzan con una densidad inusual. Hay mostradores, sí; hay cajas fuertes, también; pero la disposición, los ritos y la presencia de signos clericales imparten a la operación una gramática propia: los escrúpulos institucionales se mezclan con prerrogativas diplomáticas y con una tradición de discreción que se construyó, con el tiempo, como elemento constitutivo de la identidad vaticana.

El hecho singular del Vaticano es su doble estatuto: un sujeto internacional que reivindica una misión espiritual y, simultáneamente, una estructura administrativa con necesidades financieras comparables a las de cualquier Estado o gran corporación. Esa doble naturaleza produce tensiones. En el terreno práctico, el IOR funciona a veces como caja de herramientas financieras —una entidad que administra legados, coordina pagos de misiones, mantiene relaciones con bancos internacionales y, en ciertos casos, actúa en la frontera de la filantropía y la inversión.

El Instituto tiene un marco estatutario propio y goza de prerrogativas derivadas de la condición soberana de la Santa Sede. Diplomas, acuerdos y legalidades internacionales confieren coberturas y espacios de discreción que no poseen instituciones privadas normales. Ese blindaje legal facilita operaciones que, en un contexto ordinario, atraerían más escrutinio. No es una explicación moral —el IOR declara su misión caritativa y su vocación de servicio—, pero explica por qué, en la práctica, los movimientos de capital pueden organizarse con modos de gestión contable y de procedimiento distintos a los de bancos sometidos a supervisión pública convencional.

La opacidad no siempre significa delito; muchas veces es el resultado de tradiciones administrativas y de un diseño institucional orientado a proteger donaciones y misiones. No obstante, existen técnicas y procedimientos —documentados en parte y discutidos en públicos y tribunales— que muestran cómo la trazabilidad puede diluirse: uso intensivo de efectivo en determinados circuitos, manejo de lingotes y metales, cuentas no asociadas públicamente a nombres fáciles de rastrear (las llamadas "numeradas" en algunos sistemas), y el recurso a fundaciones y sociedades con fines benéficos cuya vocación real es, al menos en la práctica, más ambigua.

Los instrumentos disponibles no son diferentes, en su lógica, a los que emplean otros actores privados que buscan discreción: sociedades pantalla que median en préstamos, fondos constituidos en jurisdicciones de baja transparencia, transferencias entre entidades con distinta calificación regulatoria. Donde el IOR aparece distinto es en el ensamblado de esos instrumentos con la inmunidad diplomática y la densidad institucional de la Iglesia universal, factores que generan capas adicionales de protección frente a requerimientos externos.

En la narración pública sobre el IOR hay un personaje que recorre los titulares con insistencia: el arzobispo Paul Marcinkus. Su figura encarna la singularidad del riesgo institucional que plantea la existencia de una entidad financiera bajo tutela eclesiástica. Marcinkus ocupó un puesto de responsabilidad en momentos de crisis y, por su estatuto eclesiástico, contaba con inmunidad que complejizaba las solicitudes de cooperación de autoridades extranjeras. Fue, a ojos de muchos, la cara humana de una máquina que conjugaba devoción y contabilidad.

Es importante distinguir lo constatado de lo interpretado. Hay registros que muestran la presencia de Marcinkus en el centro de decisiones financieras y su uso de prerrogativas propias del estatus vaticano para desplazar debates hacia ámbitos diplomáticos. También existen investigaciones, controversias y un clamor público que asoció su gestión a escándalos bancarios de la época. Sin embargo, la interpretación jurídica de esos vínculos ha sido objeto de procesos y discusiones. El rol de Marcinkus sigue siendo, por tanto, un episodio que ilustra la ambivalencia: por un lado, la autoridad que otorga inmunidad; por otro, la dificultad para hacer auditable una responsabilidad institucional cuando el actor posee estatuto internacional.

No se puede comprender la historia del IOR sin situarla en la red de relaciones que lo atravesó en las décadas finales del siglo XX. El Banco Ambrosiano —entidad privada italiana con ambición internacional— y las logias y sociedades que permearon el tejido político e institucional de la península constituyeron un entorno en el que los lazos cruzados entre bancos, fundaciones y actores religiosos se hicieron complejos. En la historiografía y en las investigaciones periodísticas se han descrito conexiones entre distintas instituciones: relaciones comerciales, operaciones financieras compartidas y correspondencias de intereses.

Es preciso subrayar que hablamos de relaciones y de interconexiones —comunes en los circuitos financieros—, no de condenas automáticas. La evidencia disponible muestra entramados de participaciones, préstamos y acuerdos financieros que cruzan lo público y lo privado; pero la conversión de esos cruces en una imputación legal conlleva prueba y proceso. Lo relevante para nuestro relato es la forma en que tales lazos contribuyeron a demarcar un espacio de opacidad: bancos que actuaban como corresponsales, fundaciones que servían de puente entre jurisdicciones, y redes de intermediación cuyo efecto práctico era el desplazamiento del rastro contable.

En episodios posteriores de la crisis financiera en la región, actores eclesiales y prelaturas con influencia económica intervinieron en procesos de reestructuración y rescate, aportando capital y acuerdos privados para atenuar colapsos. Entre los mecanismos utilizados figuran inyecciones financieras de carácter discreto, acuerdos de compensación y la utilización de fundaciones para absorber pasivos o para derivar responsabilidades. En algunos casos la implicación de organizaciones como prelaturas o asociaciones con vínculos a la curia suscitó debates sobre la naturaleza de tales ayudas: ¿erosionan o salvan la misión espiritual? ¿Son actos de caridad, maniobras contables, o una mezcla inquietante de ambos?

La respuesta no es única. En distintos momentos actores internos a la Iglesia han defendido esas intervenciones como necesarias para sostener servicios caritativos y obras que dependen de la solvencia de entidades asociadas. Para observadores externos, la intervención plantea preguntas sobre la frontera entre asistencia legítima y rescate de intereses que debieran responder ante jurisdicciones civiles. La tensión entre propósito pastoral y lógica financiera se hace aquí visible y problemática.

Junto al IOR existen otras oficinas vaticanas dedicadas a la administración patrimonial. La Administración del Patrimonio de la Sede Apostólica (APSA), por ejemplo, maneja bienes inmobiliarios e inversiones que, en su sumatoria, configuran un patrimonio cuya función es sostener la misión institucional. La administración de carteras inmobiliarias, de sociedades holding y de participaciones en empresas introduce, en la práctica, circuitos que a veces operan "off the books" —no en el sentido de falsedad per se, sino en la lógica de operar con instrumentos que no son de conocimiento público más allá de instancias internas y de ciertos acuerdos puntuales.

APSA y oficinas análogas administran activos que sirven de respaldo para obras sociales, misiones y, también, para la defensa legal y reputacional de la institución. La existencia de patrimonios heterogéneos plantea una pregunta ética: ¿hasta qué punto el control cerrado de esos activos está legitimado por la misión religiosa cuando, simultáneamente, reduce la capacidad de sociedades civiles y estados de fiscalizar y auditar actuaciones que repercuten en el espacio público?

A lo largo de estas páginas se ha insistido en que la condición religiosa del Vaticano no lo exonera del problema fundamental: la acumulación y el movimiento de capital exigen reglas. Cuando esas reglas se diseñan en espacios de discreción, o cuando las excepciones se amparan en prerrogativas de excepción, la tensión entre la misión pastoral y las necesidades financieras se vuelve crítica. La institución se enfrenta a una pregunta persistente: ¿cómo conciliar la transparencia exigible a cualquier actor que administra recursos con la necesidad de proteger donaciones y programas frente a persecuciones políticas o fiscales injustas?

Esa pregunta no tiene respuesta simple. Para algunos, la solución pasa por abrir organismos de control externos y por modificar prácticas contables para hacerlas compatibles con estándares internacionales. Para otros, la defensa de la autonomía religiosa justifica una discreción mayor. En la práctica, la tensión se resolvió, en distintas etapas, mediante mezclas de reformas administrativas, acuerdos políticos y, en ocasiones, arreglos financieros a puertas cerradas.

El IOR y las oficinas que administran patrimonio en el Vaticano muestran cómo la excepción sacra puede funcionar como protección real en el terreno financiero: una inmunidad que, por su naturaleza, complica la auditoría tradicional. Pero la historia de la institución también muestra que la cohabitación entre lo sagrado y lo contable no es neutra; produce tensiones, escándalos y demandas públicas de transparencia.

La pregunta que queda y que el relato seguirá interrogando es la misma que se planteó hace dos milenios con los templos favoritos y las islas sagradas: ¿cómo se transforma la inmunidad religiosa en privilegio político y económico de alcance masivo? En la Edad Media y en las ciudades mercantiles del norte europeo se reconocerán otras variantes de esa mecánica; en la próxima etapa de este viaje nos trasladaremos a la Liga Hanseática para ver cómo los privilegios mercantiles y las prácticas secretas se institucionalizaron y se expandieron en el tejido urbano y gremial medieval. Allí, la opacidad se trenzará con el ritual y el secretismo se convertirá en herramienta de clase.

Capítulo 5: La Estética del Búnker: Arquitecturas físicas de la riqueza oculta.

EL PRIVILEGIO COMERCIANTE no nace vacío de sentido: en la Europa medieval se forjó como respuesta a contingencias económicas y militares, pero también como práctica cultural que sostuvo una nueva forma de monopolio social. La Liga Hanseática no fue sólo una confederación de ciudades y navíos; fue un laboratorio de normas que otorgaron ventajas explícitas a grupos concretos. Allí se consolidó una trama donde derecho, ritual y secreto se entrelazaron para construir una oligarquía mercantil capaz de operar con autonomía frente a reinos y señores. Este capítulo recorre esos entramados: cómo nacieron los privilegios urbanos, cómo se protegieron mediante sociedades cerradas y símbolos, y cómo la alquimia intelectual —esa mezcla de técnica y mito— legitimó la concentración del saber económico.

Piense en Lübeck, en la bruma matinal: muelles, sogas, letrinas públicas y casas altas alineadas frente al agua. No es sólo un puerto; es un contrato territorial. Desde sus consejos municipales, la ciudad legisla franquicias comerciales, regula pesas y medidas y otorga monopolios sobre rutas. La membresía en los gremios y en los consejos hace que algunos comerciantes dispongan de derechos exclusivos: franquicias en mercados extranjeros, exenciones en peajes y prioridad en contratos de provisión para las flotas mercantes.

La lógica es técnica y política. En tiempos de guerra o de hambruna, un consejo que controla rutas y almacenes puede garantizar suministros a la ciudad a cambio de privilegios. Se generan, pues, reglamentos que distinguían a los que podían participar en ciertas redes comerciales. La desigualdad se institucionaliza: no es desigualdad accidental, sino un diseño jurídico que respalda a quienes detentan acceso a las esferas decisorias. Para el artesano o el campesino, la puerta de entrada era estrecha; para los lineages de mercaderes, las ciudades se convirtieron en plataformas desde las que administrar capital y captar rentas.

Ese reparto legal de derechos se sostenía sobre una narrativa civil: los mercaderes se presentaban a sí mismos como constituyentes del bienestar urbano. Las plazas, las murallas y las iglesias fueron financiadas muchas veces con sus donaciones; la ciudad les debía, y esa deuda se tradujo en privilegios formales. El privilegio mercantil, por tanto, se legitimaba con obras públicas y ceremonias cívicas: un proceso que transformaba la distinción legal en reconocimiento social.

Junto a los consejos visibles existían mecanismos de decisión menos públicos. Reuniones nocturnas, pactos de caballería entre mercaderes influyentes y sociedades cerradas actuaban como catalizadores de acuerdos que formalmente no pasaban por las pólizas municipales. En las narrativas de la época aparecen descripciones de juramentos de lealtad y cláusulas de confidencialidad no escritas: quiénes podían conocer rutas, a qué precio se vendía un convoy y qué alianzas se forjaban en secreto para asegurar el paso de las mercancías por puertos hostiles.

No es exagerado afirmar que el secreto fue un lubricante institucional. Reunirse en círculos restringidos permitía coordinar bloqueos económicos, fijar precios y repartir mercados sin el ruido de la discusión pública. Las sociedades herméticas —en algunos casos ritualizadas por juramentos y símbolos— ofrecían un repertorio organizativo para asegurar la cohesión interna y la disciplina comercial. A cambio de información privilegiada, los miembros recibían acceso a ganancias y a protección frente a competidores y autoridades que, de otro modo, podrían imponer sanciones.

Una dimensión cultural acompaña a este secreto: el honor mercantil. La palabra del comerciante, en ciertos contextos, era garantía suficiente para una transacción. La lealtad se sancionaba con exclusiones: el traidor quedaba fuera de las redes comerciales y perdía la capacidad de operar. Así, la hermeticidad reforzaba tanto la confianza entre los iniciados como la exclusión de los externos.

La alquimia medieval, lejos de ser sólo una búsqueda de la transmutación de metales, ofreció una metáfora poderosa para justificar la creación y la gestión del valor. Convertir lo bruto en precioso —plomo en oro, tiempo en interés— se convirtió en un discurso que explicaba y ennoblecía la actividad financiera emergente. Los talleres alquímicos no solo practicaban procedimientos de laboratorio: discutían propiedades de metales, relaciones de intercambio y técnicas para estabilizar reacciones; en paralelo, los mercaderes discutían condiciones de crédito, formas de garantía y mecanismos de compensación.

En algunos talleres urbanos, las prácticas técnicas y los símbolos herméticos convivían. La iconografía alquímica —siglos, símbolos planetarios, operaciones diagramadas— ofrecía un lenguaje para describir la complejidad económica. Del mismo modo que el alquimista pretendía hallar una lógica oculta que justificase la transmutación, el mercader desarrollaba dispositivos contables y jurídicos para transformar deudas en capital útil y justificar la legitimidad de sus operaciones.

Esa metáfora tuvo consecuencias prácticas. En una época en que el crédito y la confianza eran escasos, afirmar que una operación era "transmutadora" o que un taller contaba con "secreto alquímico" equivalía a transmitir fe en la solvencia del proyecto. No eran solamente discursos herméticos: eran instrumentos de persuasión económica que ayudaban a articular redes de inversión y a captar apoderados en tiempos en que la banca como hoy no existía.

El extremo oscuro de la conjunción entre ruina financiera y prácticas transgresoras encuentra en Gilles de Rais —figura histórica compleja y violenta— una imagen límite. Más allá de lo sensacional, su caso permite comprender qué sucede cuando la presión del endeudamiento convierte a un miembro de la élite en buscador desesperado de recursos extraordinarios. Ante la ruina patrimonial, algunos recurrieron a rituales prohibidos, a prácticas ocultas y a redes de intercambio clandestinas con la esperanza de revertir el declive.

Desde la perspectiva económica, la hipótesis es clara: la pérdida de liquidez y de influencia puede empujar a actores privilegiados hacia prácticas marginales para restaurar capacidades de pago o para satisfacer consumos de ostentación que sostienen su posición social. En algunos relatos de la época, la magia negra y los ritos prohibidos aparecieron como instrumentales para aquellos dispuestos a transgredir límites sociales con tal de recuperar solvencia. La historia de Gilles de Rais es, por tanto, un testimonio extremo de la relación entre decadencia patrimonial, violencia y búsqueda de soluciones fuera del orden legal.

Narrativamente, su figura funcionó como advertencia en los círculos de poder: la ruina no es un mero problema contable, sino una amenaza que arrastra consigo el riesgo de transgresión moral y social. La economía del privilegio necesita mantener no sólo recursos, sino rituales de continuidad que disuadan la caída.

La magia alta —la que requiere instrucción, libros y redes— no estaba al alcance de cualquiera. Era un capital cultural que reproducía la exclusión: el aprendizaje hermético exigía libros, tiempo y maestros; las escuelas que enseñaban técnicas avanzadas estaban vinculadas a universidades, talleres de artistas o redes de erudición que exigían patrocinio. Por eso la práctica mágica se convirtió en un privilegio aristocrático, ligado a la propiedad y a la capacidad de sufragar estudios.

Este monopolio del saber es una forma más de gobierno de la desigualdad. El acceso restringido a conocimientos técnicos, tanto en armas como en economía o en ritualidad, permite a una minoría articular soluciones que el resto no puede replicar. Los gremios más cerrados replicaron esta lógica: los oficios calificados, los registros de aprendizaje y las pruebas internas protegían el nicho de rentabilidad de sus integrantes.

En la práctica urbana, esa concentración del saber produjo efectos persistentes: los que conocían métodos de contabilidad complejos, formas de aval o procedimientos marítimos podían negociar en mejores condiciones; quienes no, quedaban secularmente marginados. La alta magia funciona aquí como metáfora y como hecho: la jerarquía del conocimiento reproduce la jerarquía económica.

El privilegio no se sostenía sólo con rituales: exigía estrategias prácticas para controlar información. Aquí aparecen los linajes que invirtieron en comunicaciones: familias que poseían o controlaban servicios de mensajería, sistemas de correos y rutas seguras. El ejemplo temprano de la casa Thurn y Taxis, en el espacio europeo más tardío, ilustra una lógica que tiene raíces medievales: quien controla la correspondencia controla la información y, por ende, la posibilidad de arbitrar mercados.

Los mercaderes invirtieron en corredores, en redes de agentes y en sistemas que protegían la confidencialidad de contratos y precios. La información privilegiada —quién demandaba, quién quería comprar a qué precio, qué ruta estaba bloqueada— permitió a las oligarquías mercantiles anticipar movimientos y extraer renta. El control de comunicaciones es, entonces, componente esencial del privilegio: no basta con poseer capital si no se domina el flujo de noticias que determina preferencias y riesgos.

En paralelo, la consolidación de linajes mediante matrimonios estratégicos aseguró la transmisión intergeneracional de capital, redes y secretos. Las familias se casaban entre sí no solo por afecto sino por cálculo: sumar patrimonios, unir rutas comerciales y garantizar lealtades. La endogamia económica fue así un dispositivo de preservación patrimonial y de blindaje contra la disolución de los capitales.

Para sellar lealtades se practicaron ritos que hoy nos parecen fantásticos: juramentos públicos, ceremonias de iniciación y símbolos que testimoniaban la pertenencia exclusiva a un círculo. El "Hueso del Sapo" —una mención que aparece en relatos folclóricos urbanos y que aquí recuperamos como ejemplo de ritos de clausura— funcionaba como ceremonia de unión que recordaba a los partícipes su obligación de silencio y de apoyo mutuo. Estas dramatizaciones rituales operaban como reforzadores de confianza: una vez realizado el acto, la salida del grupo implicaba pérdida de honor y de acceso al circuito económico.

Esa teatralidad cumplía una función práctica: aumentaba el coste de la transgresión. Romper la hermandad no solo implicaba un castigo económico, sino la pérdida de la narrativa de pertenencia que legitimaba la acción. En sociedades donde la ley estatal era débil o la supervisión limitada, esos rituales suplieron procedimientos formales para garantizar la cooperación.

De la Liga Hanseática surge una lección nítida: el privilegio se organiza mediante instituciones que combinan derecho, ritual, conocimiento y control informativo. La opacidad no es sólo una cuestión de ocultamiento técnico sino de tejido social: la hermeticidad genera confianza interna y exclusión externa. Esa combinación de técnicas y ceremonias será reciclada en la modernidad bajo formas distintas —corporaciones anónimas, sociedades off-the-shelf, trusts— pero con la misma lógica subyacente: reproducir acceso exclusivo al flujo de riqueza.

El viaje prosigue hacia el mundo moderno, donde el Estado-mercado norteamericano recreará la ingeniería legal para institucionalizar la anonimidad corporativa. De las cartas selladas y de las cámaras gremiales saltaremos a oficinas estatales que venden incorporaciones rápidas y a códigos que transforman la sociedad en mercancía registrable. El siguiente capítulo, De Nueva Jersey a Delaware, cuenta esa revolución jurídica silenciosa que reconfiguró el estatuto de la empresa y sentó las bases del corporativismo anónimo.

Capítulo 6: Delos y el Templo de la Inmunidad: El primer puerto franco de la historia.

A FINALES DEL SIGLO XIX el derecho societario en los Estados Unidos dejó de ser un conjunto de normas técnicas para pasar a ser un campo de batalla económico. No fue una revolución de arrebato doctrinal: fue una serie de decisiones administrativas y legislativas que convirtieron la constitución de una sociedad en un producto susceptible de comprarse y venderse con la misma facilidad con que se adquiría un rollo de papel timbrado. La transformación no ocurrió por accidente; fue la respuesta de estados interesados en capturar la renta que podían generar las grandes empresas y, al mismo tiempo, la oportunidad para quienes buscaban desligar poder económico de visibilidad pública. Lo que empezó como competencia inter-estatal por atraer fábricas y capital terminó construyendo la arquitectura del corporativismo anónimo moderno.

En los despachos de los gobiernos estatales había, a fines del siglo XIX, una conversación constante: cómo atraer capitales y cómo competir con otros estados por la localización de empresas. Nueva Jersey, con su tejido industrial en expansión y su necesidad de ingresos, ensayó una estrategia simple y eficaz: facilitar la constitución de sociedades concediendo flexibilidad regulatoria, reduciendo exigencias y ofreciendo plazos rápidos de inscripción. No se trataba solo de alivio burocrático; era una oferta comercial: registros expeditos, requisitos mínimos de capital, y un marco legal que permitía a las corporaciones operar con mayor discrecionalidad en sus estructuras internas.

En contra de la ortodoxia del tiempo —que asociaba la constitución de sociedades a la concesión administrativa extraordinaria— Nueva Jersey transformó el registro en un servicio masivo. En la práctica, las ventanillas de las oficinas de estado comenzaron a recibir formularios por decenas; los sellos se estampaban con prontitud, y documentos que antes requerían audiencias especializadas se resolvían en días. Abogados y banqueros vieron la oportunidad: crear "paquetes" de constitución —estatutos tipo, directorios nominados, poderes y cláusulas de confidencialidad— que podían replicarse y venderse como productos del mercado. Para invertir en industrias o proteger patrimonios no era necesario ya viajar a la capital y negociar privilegios: por una tarifa, una empresa podía existir formalmente con domicilio en Nueva Jersey en cuestión de horas.

La consecuencia fue inmediata: oleadas de incorporaciones, algunas legítimas, otras deliberadamente instrumentales para disociar la titularidad real del activo. Los empresarios descubrieron que podían dotar a sus negocios de personalidad jurídica descargando sobre ella riesgos, deudas y, lo que a la larga sería más valioso, invisibilidad. El Estado había convertido su registro en mercancía y, al hacerlo, había reconfigurado la relación entre derecho, propiedad y visibilidad pública.

Hasta entonces, la inscripción corporativa en el mundo anglosajón se concebía como un privilegio estatal: el poder constituía sociedades porque confería un instrumento público con obligaciones y límites. El giro de Nueva Jersey rompió aquella cautela heredada del viejo desengaño del Mar del Sur: la sociedad pasó de ser una concesión a ser un servicio estándar. Con ello, la noción tradicional de supervisión perdió parte de su fuerza: si todo podía crearse con rapidez y sin gran escrutinio, la autoridad estatal cedía en práctica poder de control a los diseñadores de instrumentos jurídicos.

Las oficinas que vendían incorporaciones operaban ya como comercios legales. Había catálogos de estatutos, cláusulas estándar para confidencialidad, plantillas de directorios compuestos por directores nominales y formularios de antiguos "nominee shareholders": accionistas puestos como fachada que cumplían la función de absorber la atención pública mientras la propiedad real quedaba detrás de trust y contratos. La rapidez y la facilidad permitieron a capitales móviles configurar estructuras complejas sin requerir presencia económica real en el territorio. Lo que cambió fue la relación entre la identidad del empresario y la del sujeto jurídico; la empresa devenía mascarada y modulable.

Las herramientas surgidas en aquel contexto no eran simples artilugios técnicos; eran tácticas efectivas para disociar poder y visibilidad. El uso de "nominee shareholders", la constitución de directorios de papel y la posibilidad de domiciliar entidades sin actividad real crearon una nueva forma de existencia jurídica: la sociedad como pantalla. Los procedimientos que antaño servían para informar al público y para proteger acreedores se convirtieron en laberintos que incrementaban el coste de seguir el rastro del propietario real.

Los abogados especializados —los trust lawyers, los counsels dedicados a la estructuración— devinieron en ingenieros del anonimato. Su saber técnico fue traducido a cláusulas estatutarias que protegían información, permitían multiplos de propiedad a nombre de fiduciarios y construían cadenas de sociedades en cascada capaces de borrar la relación directa entre activo y titular. El registro público, concebido para ser una herramienta de transparencia, se transformó en herramienta de comercialización del anonimato: por una tarifa se podía comprar un rostro legal que escondiera otro.

La sensación entre quienes usaban esos instrumentos fue de creciente invulnerabilidad. Para los grandes capitales, la nueva arquitectura legal ofrecía no solo protección frente a la fiscalidad doméstica, sino también elasticidad para moverse entre jurisdicciones sin perder ritmo operativo. La invisibilidad se volvió factor competitivo: en economías donde la carga tributaria y la presión regulatoria aumentaban, la posibilidad de "mudar" la presencia jurídica de una empresa resultaba una ventaja estratégica.

No pasó mucho tiempo antes de que otro estado tomara nota y perfeccionara la oferta. Delaware, con sus tribunales especializados y su cultura de atención al negocio, se convirtió en la siguiente estación de la industria del anonimato. Allí no solo se perfeccionó la rapidez del registro: se construyó un ecosistema jurídico que hacía del derecho societario una disciplina de élite aplicada con eficacia comercial.

La Court of Chancery, un tribunal con larga tradición en arbitraje mercantil, ofrecía jurisprudencia experta y previsibilidad legal; para los inversores, la existencia de jueces especializados representaba la garantía de que las disputas corporativas se resolverían con celeridad y criterio técnico. A esa ventaja judicial se sumaron incentivos fiscales y una burocracia ágil dispuesta a vender "empresas off-the-shelf": sociedades ya constituidas que podían transferirse en 24 o 48 horas. La combinación fue letal: nadie necesitaba esperar a que un Estado concediera privilegios; podía comprar una personalidad jurídica lista para operar.

Delaware, en las primeras décadas del siglo XX, ofreció además servicios que facilitaban la ingeniería de anonimato: secretariado corporativo que administraba directorios nominales, notarios acostumbrados a validar poderes a distancia y la tradición de que el domicilio legal no implicara presencia física real. La oferta era clara: flexibilidad estatutaria, tribunales especializados y un mercado de empresas ya constituidas —off-the-shelf— que vendían lo que ahora se buscaba con voracidad: anonimato y velocidad.

El modelo estadounidense no quedó confinado a sus fronteras. A medida que las corporaciones multiplicaron su presencia internacional, jurisdicciones en islas británicas y antiguas colonias replicaron y adaptaron la técnica: registros rápidos, secreto bancario a la medida y estructuras legales que permitían domiciliar sin presencia física. Abogados y consultoras internacionales se transformaron en vendedores de paquetes "plug-and-play": constitución de una sociedad, apertura de cuentas, emisión de poderes, creación de trusts y, a menudo, la coordinación con bancos corresponsales que facilitarían la movilidad del capital.

La internacionalización del corporativismo anónimo creó una verdadera cadena de valor: despachos que diseñaban estructuras jurídicas, bancos corresponsales que ofrecían puentes financieros y jurisdicciones que competían por la renta legal que generaba el registro. El efecto práctico fue la multiplicación de laberintos legales: seguir el rastro de un activo requería hoy recursos y cooperación internacional que, en muchos casos, resultaban prohibitivos o imposibles por la fragmentación normativa.

Un ejemplo ilustrativo proviene de operaciones financieras del periodo de entreguerras: compañías como la Egyptian Delta Land and Investment Co. (1929) muestran cómo una empresa podía formalmente inscribirse en un lugar distinto al del desarrollo de sus actividades para beneficiarse de condiciones legales favorables o de la ausencia de gravamen. No se trata de acusar una conducta universalmente ilegal; se trata de mostrar cómo la técnica legal permite la disociación entre actividad y domicilio, entre propiedad efectiva y registro formal. La exportación del modelo transformó regiones completas en nodos de una infraestructura que ponía en tensión la soberanía fiscal de los estados de origen del capital.

Con la globalización del esquema, emergió una nueva figura profesional: el trust lawyer, especialista en diseñar estructuras para proteger activos, crear capas de propiedad y articular fideicomisos que blindaran beneficiarios reales. Estos profesionales articulaban soluciones integrales: desde la constitución de una compañía hasta la apertura de cuentas numeradas, pasando por la creación de fideicomisos ciegos y la redacción de cláusulas que dificultaran la publicación de beneficiarios finales.

El discurso técnico que ellos ofrecían no era tecnicismo neutro: era ingeniería política. Al construir cadenas interjurisdiccionales, los trust lawyers habilitaban estrategias de defensa frente a expropiaciones, repechos fiscales y riesgos políticos. Su saber convertía la ley en herramienta de soberanía alternativa: si la ley del lugar de origen se volvía hostil, el capital podía refugiarse en una red que respondía a la lógica del servicio privado más que a la del interés público.

La profesionalización del anonimato también produjo un mercado: bancos corresponsales, auditores complacientes y mercados del servicio fiduciario que se especializaron en mantener la opacidad. Donde había una demanda de invisibilidad, surgió una oferta sofisticada y global.

En las oficinas donde se vendía anonimato se respiraba una mezcla de pragmatismo y euforia. Para los clientes era liberador: la capacidad de blindar patrimonio frente a estados que aspiraban a extraer renta, o frente a enemigos políticos que podían embargar activos, hacía que el anonimato pareciera no solo conveniente sino esencial. Para los profesionales era una oportunidad técnica y moralmente ambivalente: construir estructuras que, en principio, protegían riqueza legítima, pero que en la práctica podían servir a fines menos nobles. La sensación de invulnerabilidad —real o ilusoria— impregnó círculos enteros.

La construcción del corporativismo anónimo muestra que la ley es maleable y que los estados, en su competencia por atraer riqueza, pueden terminar reconfigurando nociones básicas de responsabilidad y visibilidad. La posibilidad de configurar personas jurídicas en cadena y de domiciliar actividades en jurisdicciones permisivas reconfiguró la soberanía fiscal: el capital encontró formas de reclamar protección más allá de la ciudadanía y del territorio.

Queda la pregunta que el relato seguirá: si la arquitectura legal permite convertir a un sujeto jurídico en pantalla, ¿qué ocurre cuando esa arquitectura se articula con regímenes de secreto bancario y silencio penal? La respuesta se construyó en Europa y en Suiza, donde la privacidad bancaria fue elevada a categoría penal. El siguiente capítulo abordará esa pieza clave: la ley suiza de secreto bancario de 1934 y la manera en que un Estado convirtió la confidencialidad en política de Estado.

Capítulo 7: Los Hieropoioi: Gestores fiduciarios y el tesoro sagrado.

LA CERRADURA MÁS EFICIENTE no es la que evita la entrada física, sino la que convierte en delito el acto de hablar sobre lo que está dentro. Esa fue, en términos concretos, la decisión política que Suiza consagró en 1934: no bastaba con ofrecer cámaras acorazadas ni domiciliaciones discretas; había que convertir en punible la divulgación de la identidad del titular de una cuenta. La confidencialidad bancaria dejó de ser una costumbre profesional o un pacto de caballeros; fue elevada a categoría penal. La nación alpina convirtió su cultura de reserva en una política de Estado, y con ello hizo del silencio un producto exportable.

La Primera Guerra Mundial y la convulsión que siguió no fueron el origen único de una inclinación suiza hacia la discreción financiera, pero sí actuaron como acelerante. La tradicional prudencia helvética —forjada por la neutralidad, por una geografía que favorecía el refugio y por una economía que había aprendido a vivir de servicios en lugar de imperios coloniales— encontró en los años veinte y treinta condiciones externas que multiplicaron la demanda de custodias seguras. Bancos cantonales y privados habían desarrollado ya prácticas internas de reserva; la novedad fue transformarlas en política pública como respuesta estratégica a una Europa inestable.

Detrás de la iniciativa legislativa existían motivaciones convergentes: proteger el patrimonio nacional y captar capital extranjero que buscaba estabilidad, garantizar la solvencia de instituciones bancarias locales y potenciar un sector económico nacional que prometía empleo y modernidad. Adoptar el secreto bancario como norma fue, además, una apuesta por un modelo de desarrollo económico alternativo: exportar confianza, atrayendo depósitos a cambio de discreción. La idea de que la confidencialidad podía ser un recurso competitivo comenzó a ganar sentido en despachos, cámaras comerciales y ministerios.

El proceso legislativo no fue obra de un hombre solo ni de una conspiración; fue la suma de intereses políticos, empresariales y cantonales. Políticos que veían en la banca una palanca de modernización, banqueros que pedían reglas claras para proteger su clientela y administraciones cantonales ansiosas por captar renta fiscal negociaron un texto que resolviera ambigüedades y diera seguridad jurídica al secreto. En los debates parlamentarios se oyeron argumentos pragmáticos: la ley protegería la economía suiza de las perturbaciones externas y formalizaría prácticas que ya existían en la praxis bancaria.

El proyecto buscó, además, un equilibrio institucional: preservar la autonomía cantonal en asuntos de banca y al mismo tiempo ofrecer un marco federal que impidiera interpretaciones divergentes que pudieran disminuir la confianza de los depositantes. El resultado fue una ley que no nació en la oscuridad conspirativa, sino en la convergencia de intereses técnicos y políticos que vieron en la penalización de la revelación una garantía competitiva para el país.

El texto legal de 1934 introdujo consecuencias penales explícitas para la revelación no autorizada de la identidad del titular de una cuenta o de operaciones bancarias. Convertir la confidencialidad profesional en un delito tuvo efectos prácticos poderosos: empleados de banca, gerentes y ejecutivos pasaron a exponerse a sanciones económicas y, en algunos casos, a penas privativas de libertad si quebrantaban el silencio. La protección dejó de ser sólo una práctica ética; se convirtió en un deber jurídico con castigo.

La codificación penal produjo también un efecto disuasorio extra: no sólo el funcionario honesto se abstendría de hablar, sino que los requerimientos de autoridades extranjeras encontrarían un freno jurídico. Era más difícil para estados ajenos obtener información bancaria mediante solicitudes administrativas ordinarias; el marco penal obligaba a negociar a nivel diplomático o judicial y complicaba la cooperación inmediata. En suma, la ley impuso un coste legal a la transmisión de información que cambió la ergonomía del control fiscal en el plano internacional.

La geografía política de los años treinta y cuarenta es conocida por sus desplazamientos de capitales. Estados, élites, empresas y fortunas privadas buscaron, en distintos momentos, espacios de seguridad frente a expropiaciones, devaluaciones, persecuciones políticas o simple volatilidad. El atractivo suizo para buena parte de ese flujo estuvo compuesto por varios elementos combinados: estabilidad monetaria, solvencia bancaria, aislamiento geopolítico y la nueva protección penal de la confidencialidad.

Es necesario subrayar aquí una precisión metodológica: la llegada de capitales a la banca suiza durante la década de entreguerras y la Segunda Guerra Mundial tuvo múltiples causas y procedencias; algunos depósitos obedecieron a motivos perfectamente legales —protección patrimonial frente a la guerra, reubicación temporal de activos—, mientras que otros provenían de fuentes menos lícitas o, cuanto menos, sujetas a controversia. El rol de la ley de secreto fue facilitar un entorno donde la trazabilidad se complicaba, y esa complejidad terminó por consolidar la posición suiza como centro de custodia.

El segundo conflicto mundial confirmó la utilidad estratégica de la discreción jurídica. En escenarios de ocupación, confiscación y presión de estados agresores, la posibilidad de proteger activos en una jurisdicción que criminalizaba la divulgación resultó, para muchos, un mecanismo práctico de preservación patrimonial. Las cámaras fuertes y los depósitos subterráneos trabajaron a plena capacidad; el sistema de corresponsalía bancaria permitió transferencias y compensaciones internacionales que, a menudo, se movían por circuitos opacos pero técnicamente eficientes.

Al terminar la guerra, la reputación de Suiza como santuario financiero se había consolidado; bancos suizos contaban con activos y relaciones que los posicionaron en la vanguardia del sistema bancario internacional. No se trata de una narrativa simple ni unívoca de complicidad: la neutralidad suiza fue un hecho político que tuvo costos y beneficios; entre los segundos se contó la acumulación de reservas que fortalecieron la economía helvética en la posguerra. Entre los costos, y por ello examinados desde entonces, estuvo la ambigüedad moral que acompaña la protección absoluta de la confidencialidad en un mundo donde el origen de los activos podía ser objeto de disputa legítima.

Con la paz, el país tuvo que decidir si mantenía, reformaba o abandonaba la lógica que había propuesto en 1934. La elección fue por la persistencia: la banca suiza se consolidó como sector estratégico de la economía nacional. La combinación de bajas tasas fiscales en ciertos regímenes cantonales, la oferta de servicios de corresponsalía, la amplia red de sucursales y la robustez de las cámaras de custodia formó un paquete atractivo. Más aún: la internacionalización de empresas y la globalización temprana de capitales multiplicaron la demanda de servicios de confidencialidad y de estructuras de administración de patrimonio.

En las décadas que siguieron, Suiza perfeccionó protocolos de seguridad, duplicó la sofisticación de cajas fuertes y desarrolló un ecosistema de proveedores —abogados, fiduciantas, agentes de custodia, casas de valores— que hicieron de la banca privada un sector integral. La confidencialidad penalizada por ley, junto con la pericia técnica de las instituciones financieras, conformó una oferta que pocos países podían igualar. Para muchos depositantes, la pregunta dejó de ser solo dónde guardar el capital y pasó a ser cómo asegurarse de que nadie pudiera, sin un proceso complejo, conocer su identidad económica.

La decisión de institucionalizar el secreto bancario ofreció beneficios macrosociales: prosperidad de un sector clave, generación de empleos y consolidación de una industria exportable. Simultáneamente, abrió tensiones éticas persistentes. El blindaje jurídico que protegía la privacidad también podía servir para encubrir actividades ilícitas o para proteger fondos cuya procedencia era discutible. Esa ambivalencia convirtió a Suiza en objeto de reclamos internacionales y de críticas públicas: la neutralidad que protegía al país situado al centro del continente se vio, en ocasiones, empañada por la percepción de que el silencio facilitaba impunidades.

Con el paso de las décadas, la presión internacional—tanto política como técnica—empezó a cuestionar un modelo que en su esencia perdía legitimidad frente a la necesidad global de combatir delitos transnacionales: evasión fiscal masiva, lavado de activos y financiación ilícita. Aun así, la ley de 1934 no se desmanteló de la noche a la mañana; su persistencia mostró la resiliencia de un modelo que había devenido elemento estructural de la economía suiza.

Una bóveda con puertas múltiples, guardias y protocolos que demandan identificación, pero también un código penal que obliga a quien conoce un nombre a callar. Esa combinación —infraestructura física, pericia técnica y cerrojo legal— hizo de Suiza una fortaleza financiera. Para depositantes y gestores, la nación ofrecía algo que pocas jurisdicciones podían prometer: la posibilidad de que, además de guardar un bien, nadie pudiera hablar de él sin exponerse a sanción.

El modelo suizo instaló, así, un precedente internacional: la privacidad bancaria convertida en política estatal mostró que la soberanía puede utilizarse para crear mercados jurídicos. Desde esa fortaleza se extendieron redes de corresponsalía hacia centros que luego, mediante adaptaciones legales y estrategias de modernización, se transformarían en paraísos fiscales contemporáneos. El siguiente capítulo se desplazará de la fortaleza helvética a las islas del Caribe, donde abogados y tecnócratas reescribieron códigos coloniales para construir lo que algunos llaman el "Segundo Imperio": una arquitectura legal distribuida al servicio de la movilidad del capital.

Capítulo 8: El Papiro y el Contrato: Tecnologías de registro en el Egipto Ptolemaico.

EN LA MEMORIA DE QUIENES estudian la ingeniería del anonimato existe una figura a la que se asignan decisiones y reformas con la contundencia de quien nombra a un artífice. La tradición jurídica la recuerda —con más leyenda que expediente— como Milton Grundy: un abogado-ingeniero que entendió el derecho como materia maleable, un consultor que vio en las excolonias no solo territorios políticos, sino herramientas legislativas vulnerables a la imaginación técnica. No es imprescindible probar aquí la biografía puntual de un solo hombre; la historia que interesa es la de una generación de técnicos legales que, en la segunda mitad del siglo XX, reinterpretaron códigos coloniales para fabricar refugios corporativos. A ese movimiento señalan las crónicas como a un "Segundo Imperio": una red distribuida de jurisdicciones subalternas que funcionan como extensiones del poder financiero global.

Imagínese un despacho con mapas coloniales desplegados sobre la mesa, borradores de leyes apilados, delegaciones isleñas que trasponen la niebla del puerto a la sala de conferencias. El protagonista de esta escena —sea Milton Grundy o alguien de su estirpe profesional— se muestra como un técnico que vende modernidad legal: "les daré una ley de sociedades lista para atraer inversión", promete; "les diseñaré un estatuto que exima de impuestos a las compañías no residentes", añade. Sus herramientas son el conocimiento del common law, la capacidad de redactar cláusulas limitantes de responsabilidad y una red de contactos en despachos de abogados y oficinas registrales.

No sólo se trata de arreglar textos, sino de ofrecer un paquete integral —ley, secretaría, contactos bancarios, manual de prácticas— que transforma la fragilidad institucional de una isla poscolonial en una oferta comercial. Delegados que antes discutían pesca y carreteras vuelven con propuestas para crear un "parque jurídico" que venda incorporaciones. El abogado se convierte en mercador de soberanía: por un precio técnico, la isla ofrece su régimen legal como producto exportable.

El trabajo es, en apariencia, técnico y puntual. Se toman cuerpos normativos viejos —leyes sobre sociedades, códigos mercantiles heredados del siglo XIX— y se los adapta. ¿Qué significa modernizar? En la práctica, introducir varias innovaciones concretas: permitir la constitución de sociedades sin presencia física de directores o accionistas; suprimir requisitos de capital mínimo; autorizar la existencia de directores "nominales" o fiduciarios; crear registros cerrados con acceso restringido; establecer regímenes impositivos que eximen de impuestos locales a las actividades "offshore". Se incorporan también figuras de protección patrimonial (trusts, foundations, asset protection vehicles) y se redactan cláusulas que endurecen la confidencialidad, restringiendo el acceso público a los datos de beneficiarios reales.

La modernización no era una cuestión de estilo sino de técnica: redactar estatutos que permitieran la emigración jurídica de bienes y personas sin su movimiento físico; construir fideicomisos ciegos que desvinculen la titularidad registral de la beneficiaria; articular normas de reconocimiento mutuo que multipliquen la eficiencia de la ingeniería legal. Los abogados que practicaban este oficio concentraban saberes del derecho corporativo, fiscal y del trust, en una síntesis que hacía del ordenamiento de la isla una interfaz amigable para capitales móviles.

Esa traducción técnica tuvo una consecuencia política: produjo lo que algunos historiadores denominan el "Segundo Imperio". No se trata de un imperio territorial clásico, sino de un archipiélago jurídico-económico: pequeñas jurisdicciones soberanas o semisoberanas que, sin imperio militar, ofrecen servicios de soberanía en el mercado global. En lugar de controlar colonias por la fuerza, el "Segundo Imperio" compra obediencias contractuales: estatutos favorables, secretarios corporativos dóciles, registros cerrados.

La función es clara y ambivalente. Para los centros financieros tradicionales, estas jurisdicciones actúan como satélites funcionales: nodos donde rebotar activos, limpiar trazas contables, resguardar patrimonio vulnerable a expropiaciones o a impuestos progresivos. Para las islas, la oferta es tentadora: renta por alojamiento jurídico, empleos en administración y la ilusión de participar en la economía global. El reverso, sin embargo, es la subordinación: una dependencia estructural que reproduce patrones extractivos sin los mecanismos de repliegue político que justifican la soberanía nacional.

La modernización de códigos ofreció instrumentos prácticos para desplazar patrimonio fuera del alcance de Estados jóvenes o frágiles. Funcionarios, empresas multinacionales y elites locales hallaron en las nuevas leyes caminos para registrar activos fuera de la jurisdicción nacional: tierras, participaciones, derechos de explotación. Los procedimientos eran plurales: constituir una sociedad en la isla para que poseyera la parcela en la metrópoli; crear un fideicomiso que hiciera beneficiarios a directores extranjeros; emitir títulos a través de vehículos deslocalizados. El resultado práctico fue la exportación sostenida de riqueza.

Las consecuencias para economías emergentes fueron tangibles. Capitales que podrían haber servido para inversión pública o desarrollo quedaron fuera del circuito fiscal; la base imponible se erosionó y con ella la capacidad estatal de ofrecer servicios. Acompañaron a ese proceso efectos culturales: la legitimidad del Estado se resintió cuando la percepción pública vio que recursos nacionales se alojaban fuera, a salvo de controles. La narrativa poscolonial no se cerró en una independencia política que traía emancipación económica; en muchos casos, la independencia formal convivió con nuevas formas de dependencia financiera.

Los instrumentos jurídicos que se desarrollaron no eran ingenuos ni caseros: se diseñaron para ser resistentes. Entre ellos figuran los fideicomisos de protección de activos que establecen condiciones de acceso estrictas y cláusulas de ley aplicable favorable; las sociedades con directorios nominales, que permiten que la identidad de los verdaderos decisores quede oculta; y las cláusulas estatutarias que limitan la cooperación con solicitudes de otras jurisdicciones, exigiendo procedimientos largos o la concurrencia de tratados específicos. En algunos casos se recurrió al uso de acciones al portador y otras formas de titularidad fácilmente transferible sin registro público —herramientas que, con el tiempo y la presión internacional, fueron revisadas o restringidas—.

Técnicamente, la eficacia radicaba en la combinación: una ley local que ofrecía confidencialidad, un banco corresponsal que abría cuentas numeradas, un despacho legal que constituía el trust y un auditor complaciente que certificaba libros sin profundizar en beneficiarios finales. La arquitectura resultante no dependía de la mala fe de un solo agente; era un sistema coordinado que convertía la opacidad en servicio. Para romper ese esquema, la fiscalidad ajena requería no solo pruebas, sino cooperación multilateral y voluntad política sostenida.

Entre las jurisdicciones que adoptaron y perfeccionaron estas técnicas, las Islas Vírgenes Británicas (BVI) ocupan un lugar emblemático. La promulgación de leyes sobre International Business Companies (IBC) en la región durante las décadas finales del siglo XX —y en particular la consolidación de regímenes específicos en los años ochenta— ofreció vehículos con información pública mínima, exención de impuestos locales sobre operaciones internacionales y procedimientos de constitución ágiles. La IBC, en su formato típico, permitía la creación de una entidad sin obligación de mantener operaciones locales ni de presentar balances públicos, ofreciendo además facilidad para nombrar directores nominales y establecer cláusulas de confidencialidad.

La ventaja competitiva de estas islas era técnica y comercial: una oficina registral ágil, tarifas competitivas y una comunidad de proveedores (abogados, contadores, agentes) que vendían el paquete completo. La BVI y otras jurisdicciones del Caribe se convirtieron en nodos de una red donde podían ofrecerse empresas "off the shelf", fiduciarias y estructura de holding en pocas horas. La accesibilidad del servicio —y la barrera de entrada reducida para capitales externos— transformó a estas islas en plataformas de contabilidad internacional.

Detrás del movimiento hacia jurisdicciones permisivas no solo hubo ingenio técnico, sino también una motivación política: proteger capitales frente a políticas de corte progresista en los países de origen. La amenaza de expropiaciones, de impuestos sobre grandes fortunas o de controles de capital empujó a elites y a empresas a buscar estructuras que ofrecieran refugio. En ese sentido, el "Segundo Imperio" funcionó también como dispositivo de resistencia al intervencionismo estatal: si la ley del lugar de origen resultaba hostil, el capital emigraba a marcos donde la protección era ofrecida contractual y jurídicamente.

La respuesta estatal y multilateral vino aunque con demora. Medidas de control, solicitudes de cooperación judicial y la presión política internacional fueron en algunos casos efectivas; en otros, el desplazamiento continuó según la facilidad de las jurisdicciones receptoras y la competencia por captar renta legal. La economía global aprendió así una lección: la movilidad del capital puede erosionar la capacidad regulatoria de los estados si no existe coordinación internacional.

Al término de esta etapa, el cuadro es prototípico: abogados y técnicos que diseñaron códigos transformaron antiguas colonias en plataformas jurídicas al servicio de la movilidad del capital. Su labor no fue sólo técnica; fue geopolítica: rediseñaron soberanías y crearon espacios intermedios donde el derecho y la economía se entretejían al servicio de intereses privados. Para las islas, la apuesta significó, en ocasiones, ingreso y empleo; para los países de origen, desposesión parcial de bases fiscales; para el sistema financiero global, la proliferación de nodos opacos.

La lección que subyace es doble: la ley es maleable y puede convertirse en mercancía; y la construcción de un "Segundo Imperio" revela que la soberanía, cuando se vende por regulaciones, puede producir una nueva forma de dependencia. La siguiente estación del relato volverá a esas islas —Jersey, Bahamas y Gran Caimán— para narrar cómo, desde pastizales y rebaños, se construyeron ejércitos financieros capaces de alojar capitales de todo tipo, legítimos o problemáticos, y cómo esa transición transformó economías y sociedades enteras.

Capítulo 9: Roma y la Ficción Jurídica: El origen de la persona moral.

LA IMAGEN QUE SUELE venir a la mente cuando se evoca un paraíso fiscal es casi siempre una playa: palmeras, mar sereno y un aeropuerto con vuelos que traen ejecutivos de traje ligero. Esa imagen es deliberadamente parcial. Lo que esas islas vendieron y siguen vendiendo no es sólo un paisaje: es un producto institucional capaz de transformar el estatuto jurídico del dinero. El capitalismo de archipiélago no es, simplemente, la acumulación de edificios de oficinas sobre arena; es una ingeniería política y legal que convierte la soberanía de pequeñas jurisdicciones en mercancía exportable. A cambio de renta, empleos y cierta modernización, cedieron parte de su potestad regulatoria: ofrecieron leyes y servicios que permitieron alojar capitales móviles, discretos y, en muchos casos, indiferentes a las lealtades nacionales.

La fórmula es sencilla en apariencia y profunda en consecuencia: territorios de baja densidad demográfica y con soberanía práctica —frecuentemente heredada de la relación colonial— se profesionalizan como proveedores de servicios jurídicos y financieros. El producto básico que venden es una mezcla: fiscalidad reducida o nula para actividades sin presencia local; secreto o confidencialidad restringida; facilidad administrativa para crear entidades; y una red de proveedores —abogados, agentes registrales, bancos privados— que elaboran y venden paquetes integrales. Los ingresos provienen entonces de tasas registrales, honorarios y la renta derivada de alojar el capital extranjero. La soberanía se convierte en infraestructura económica.

La diferencia con otros modelos de desarrollo es clara: en vez de explotar recursos naturales o promover manufactura, la isla monetiza su capacidad de promulgar leyes y de ofrecer anonimato. La economía se reorganiza alrededor de la provisión de legitimidad legal: quien paga obtiene certificaciones, domicilios, trusts y cuentas que convierten su patrimonio en un objeto difícil de tocar desde su jurisdicción de origen. Lo que para la metrópoli era una molestia (la fuga de renta) para la isla es la base de una renta nueva.

Jersey, en la posguerra, tenía la fisonomía de una economía rural que había sobrevivido gracias a la agricultura y a la pesca. La reconversión comenzó con decisiones deliberadas: incentivos fiscales, promoción de un régimen de servicios y la atracción de consultorías jurídicas que prometían a clientes internacionales un aura de estabilidad y discreción. Oficinas antiguas de piedra se rehicieron como despachos de gestores; graneros se transformaron en salas de reuniones. Los aterrizajes de ejecutivos empezaron a reemplazar la estacionalidad del turismo, y con ellos llegaron las demandas por servicios sofisticados: la constitución de entidades de inversión, la custodia de participaciones y la administración de fideicomisos.

El cambio fue rápido y no exento de tensiones: por un lado, la isla registró aumento del ingreso per cápita y empleo en servicios; por el otro, la vida tradicional se vio afectada: los precios de la tierra subieron, las escuelas rurales perdieron alumnos y la identidad local se volvió un asunto discutido en asambleas públicas. Para los registradores y abogados locales fue una época de expansión; para muchos agricultores, la sensación fue de extrañeza ante una economía que ya no se sostenía sobre el tiempo de las cosechas sino sobre la rotación de capital que no pisa el suelo más que para firmar escrituras.

Las Bahamas ilustran una variante más tensa del fenómeno. El liderazgo político de los años sesenta incorporó demandas de control social y redistribución que, si bien respondían a un mandato democrático, generaron inquietud en sectores que obtenían rentas por la localización corporativa y los servicios financieros. Lynden Pindling y la política de independencia económica implicaron una reconfiguración del contrato social, y la reacción fue rápida: capitales que se sentían expuestos comenzaron a buscar jurisdicciones con costuras más anchas y promesas de anonimato más firmes.

La huida del capital no fue solo contable; fue efecto en infraestructuras: bancos que replegaron oficinas, despachos que cerraron y una pérdida de empleos ligados a la intermediación financiera. El ecosistema de servicios se fragmentó. Para muchas pequeñas economías isleñas, la relación con la riqueza externa no era sostenible si el régimen político cambiaba; de modo que la movilidad del capital produjo una fragilidad estructural: cuando el dinero se va, el aparato que había crecido para atenderlo queda sobredimensionado y un territorio puede entrar en crisis de identidad económica.

Gran Caimán ofrece una de las metamorfosis más aceleradas. En la década de 1960 la isla era un espacio de economía modesta; en las décadas siguientes, convencida por asesores y legisladores a favor de un régimen de servicios, adoptó códigos legales que le permitieron darse como destino de sociedades, fondos y banca privada. La atracción fue técnica: normas para sociedades exentas de impuestos, facilidad para nombrar directores no residentes, y la creación de estructuras de fideicomiso y patrocinio fiduciario. A eso se sumó la incorporación de profesionales formados en derecho anglosajón que supieron vender la oferta a redes globales.

La consecuencia material fue evidente: oficinas de bancos, torres de cristal para despachos, una marina que empezó a acoger yates de alto valor y hoteles que servían de sala de reuniones para convenciones financieras. Familias locales vendieron terrenos y, en muchos casos, vieron cómo su inversión transformaba radicalmente la fisonomía social: buenos ingresos, sí, pero también dependencia de una economía que giraba en torno a servicios intangibles cuya titularidad estaba a miles de kilómetros de distancia. Gran Caimán se convirtió en un nodo central de administración de patrimonio; la isla dejó de ser origen de producción para ser garantía de custodia.

En la historia del archipiélago hay un capítulo donde lo legal y lo ilícito se tocan en un margen complejo. En el periodo de consolidación de zonas de baja supervisión, capitales vinculados al mundo del juego y a formas de organización criminal buscaron refugios donde el dinero pudiera circular sin demasiadas preguntas. Meyer Lansky, figura emblemática del circuito del juego en el siglo XX, encontró en algunas islas una oportunidad para canalizar capitales vinculados a actividades recreativas y a estructuras de financiación opacas de operaciones diversas. La llegada de ese tipo de dinero tuvo un doble efecto: por un lado, aceleró la profesionalización de servicios financieros locales (bancos privados, empresas de contabilidad, agentes de custodia); por otro, consolidó una dependencia económica que, a la larga, tornó más compleja la supervisión y elevó el riesgo reputacional.

Es preciso recordar que el fenómeno no se reduce a una sola biografía ni a una sola tipología de capital. Muchos flujos que hicieron crecer a las islas provinieron de familias comerciales legítimas, patrimonios financieros y empresas multinacionales. Sin embargo, la coexistencia de dinero legal y dinero de origen problemático creó una mezcla combustible: las facilidades legales que atraían capitales respetables también servían de refugio para actividades que los sistemas nacionales perseguían. Esa ambivalencia se transformó en motivo para la posterior presión internacional sobre las jurisdicciones receptoras.

Para muchas de estas islas, la adopción del modelo offshore no fue una elección etérea sino estrategia de supervivencia poscolonial. Con economías frágiles y mercados internos limitados, la venta de soberanía normativa parecía una opción pragmática: traer renta, empleo y remesas. Gobernantes vendieron el argumento a sus poblaciones con promesas de modernización y prosperidad: escuelas, hospitales y carreteras pagados con tasas de registro y con trabajos en servicios especializados.

Pero esa soberanía de supervivencia tiene costes estructurales: dependencia de flujos externos volátiles, erosión de tejido productivo local, y una asimetría en la cual las decisiones de alto impacto económico se negocian con intermediarios extranjeros antes que en parlamentos locales. El ingreso que provee el registro de sociedades puede crear la ilusión de autonomía fiscal mientras, de hecho, se construyen instituciones económicas que responden a demandas externas más que a prioridades domésticas. La fragilidad de estos modelos se reveló cuando la presión internacional —sanciones, listas negras, requisitos de transparencia— cambió las reglas del juego y expuso la vulnerabilidad de economías dependientes.

En el centro del capitalismo de archipiélago se sitúa una institución simbólica y técnica: el fideicomiso. Con un trust se puede separar la titularidad legal de la beneficiaria final, imponer reglas de distribución y estatuir una ley aplicable que obedezca al deseo del benefactor, muchas veces fuera del escrutinio público. Los fideicomisos, junto con fundaciones y sociedades pantalla, se transformaron en los refugios celestiales donde el patrimonio se vestía de inmunidad: sombra jurídica para bienes que, de otro modo, aparecerían en registros domésticos y estarían sometidos a impuestos o reclamos.

Ese arreglo produce efectos culturales. Las élites que recurren a esos instrumentos interiorizan una relación con la propiedad que es a la vez utilitaria y sacralizada: el patrimonio no es exclusivamente renta; es reserva espiritual de poder que debe preservarse. En algunos ámbitos, la figura del trust se acompaña de rituales de familia —testamentos secretos, reuniones en islas remotas, cláusulas de sucesión que se discuten a puerta cerrada— que reproducen la lógica del secreto como práctica de resistencia al escrutinio.

El capitalismo de archipiélago es, en suma, una reconfiguración de soberanías. Pequeñas jurisdicciones ofrecieron y ofrecían un paquete claro: leyes moldeables, confidencialidad y servicios integrados que convirtieron el territorio en una plataforma para la movilidad del capital. Las consecuencias son ambivalentes: prosperidad y empleo local frente a dependencia y erosión de la autonomía fiscal de otros

Estados; legitimidad técnica frente a riesgo reputacional; modernización frente a desposesión de bases fiscales en países de origen.

La historia de Jersey, de las Bahamas y de Gran Caimán enseña una lección reiterada en este libro: la modernidad del secreto financiero no es solo técnica, sino cultural y política. La facilidad para mover dinero engendra economías que dependen de esa movilidad y que, por lo tanto, quedan vulnerables cuando las reglas globales cambian. En los capítulos que siguen veremos un caso extremo de esa dinámica: Nauru, la isla que, al vender licencias sin supervisión adecuada, terminó pagando un precio devastador. Allí, la soberanía subastada mostró su cara más brutal: la oferta de refugio sin contrapesos institucionales puede convertirse en trampa para la propia comunidad que la emitió.

Capítulo 10: Julio César y la Exención: El uso político del perdón fiscal.

EL RELATO DE NAURU puede leerse como fábula y como advertencia: la historia de una isla que transformó su estatuto soberano en un producto a la venta y descubrió, demasiado tarde, que la renta corta puede devorar el porvenir. En esa historia conviven decisiones públicas, asedios privados, esperanzas comunitarias y errores técnicos. Nauru fue una economía fecunda durante décadas por el fosfato: un bien geológico que generó ingresos extraordinarios y un nivel de vida insospechado para una población diminuta. Cuando el recurso se agotó, la isla intentó vender otra cosa: su soberanía, transformándola en licencias, permisos y un título de asilo financiero. El experimento terminó en colapso y en lecciones colectivas sobre la fragilidad de la dependencia fiscal y la hipoteca de la legitimidad.

En las primeras décadas del siglo XX Nauru vivió una bonanza. Sus yacimientos de fosfato, explotados desde tiempos coloniales, llegaron a sostener un nivel de ingresos que en pocas islas del Pacífico se veía reproducido. Calles asfaltadas, hospitales relativamente dotados, escuelas y una pauta de consumo que distinguía a Nauru de archipiélagos más pobres: durante años, la renta minera fue el equivalente a una renta básica colectiva que garantizaba bienestar y estructuró expectativas. Pero toda mina tiene un horizonte físico: el fósforo es finito. Cuando las explanadas se vaciaron y los montículos bassieron a planos expuestos, la isla enfrentó una pregunta brutal: ¿qué vendemos ahora?

La búsqueda no fue juvenil ni improvisada: fue, más bien, la urgencia de un Estado pequeño frente al agotamiento de su fuente principal de ingresos. En despachos recurrentes se pusieron sobre la mesa opciones que muchos territorios pequeños han considerado: turismo, pesca, servicios logísticos. La isla, sin embargo, carecía de recursos naturales alternativos, de escala para turismo masivo y de ubicación privilegiada en rutas comerciales. Fue así que la idea —pragmática y peligrosa— empezó a tomar forma: poner a la venta licencias bancarias y de servicios financieros, convertir el Estado en vendedor de permisos de operación con requisitos mínimos de supervisión.

La mecánica fue simple y vertiginosa. Por tarifas relativamente bajas, con pocos requisitos de capital y sin exigencias de presencia local real, Nauru empezó a expedir licencias a entidades que deseaban operar como bancos virtuales, proveedores de servicios de pago o vehículos de custodia. El producto que ofrecía no era un secreto: anonimato, supervisión laxa y un horizonte de baja intervención fiscal. En la práctica, bastaba una dirección nominal en Nauru, la inscripción en un registro administrativo y la promesa de que las operaciones internacionales se canalizarían a través de corresponsales en otras plazas.

Las oficinas del ministerio y las secretarías que procesaban solicitudes se llenaron de expedientes. Delegados extranjeros llegaron con carpetas, propuestas de negocio y contratos estándar: plataformas de pago, instituciones de inversión, "bancos" que no tenían más activos que balances digitales. Fue una fiebre de registro: la isla vendía su capacidad normativa como un producto eficiente, asequible y rápido. Para las autoridades que necesitaban ingresos, la operación resultaba seductora; las licencias suponían ingreso inmediato sin obra pública que ejecutar.

Esa facilidad, sin embargo, abrió el espacio para clientes con intenciones variopintas. La misma estructura que atraía a patrimonios legítimos resultó atractiva para quienes buscaban ocultar el origen de fondos, disimular titularidades reales o canalizar transferencias sin el escrutinio que pedían bancos y autoridades más exigentes. La combinación de registros mínimos, ausencia de supervisión efectiva y la posibilidad de operar virtualmente convirtió a Nauru en un destino para dinero que debía moverse en sombras.

La llegada de esos flujos no se tradujo en creación de empleo significativo ni en inversión productiva local. El dinero se alojó en circuitos virtuales y pasarelas internacionales, pagó servicios prestados desde el exterior y quedó, con frecuencia, en balances de entidades nominales. Lo que la isla publicó como éxito —el aumento de ingresos por licencias— fue, en muchos casos, una renta efímera; la puesta en marcha de infraestructuras económicas sostenibles no se produjo. Además, la concentración de esa actividad en pocos actores externos dejó a la economía local en una situación de dependencia que la hacía muy vulnerable a cambios regulatorios foráneos o a sanciones internacionales.

El retrato técnico de la estructura que se formó es revelador: bancos que existían esencialmente en papel, cuentas cuya titularidad operaba mediante apoderados en otras jurisdicciones y auditorías formales que, en la práctica, no profundizaban en la identidad de beneficiarios finales. En esencia, se creó una arquitectura pirata: fachadas jurídicas sin actividad económica real, contabilidades que mostraban flujos sin correspondencia con presencia física, y una cadena de intermediarios internacionales —abogados, bancos corresponsales, agentes de registro— que completaban el circuito.

Para las autoridades locales, la supervisión resultó abrumadora. No había cuerpos técnicos ni experiencia para auditar operaciones complejas; las plazas de corresponsalía y los proveedores externos imponían sus propios procedimientos. Pese a que existían protocolos internacionales emergentes para el combate del lavado de activos, la implementación práctica pedía capacidades que Nauru no tenía: equipos de investigación financiera, acuerdos de intercambio de información y sistemas de supervisión transfronterizos. La ausencia de esas herramientas convirtió la isla en depósito operativo de capitales cuya trazabilidad resultaba técnicamente difusa.

Cuando los circuitos financieros globales empezaron a coordinar controles más estrictos —a través de organismos internacionales, acuerdos multilaterales y la presión de mercados importantes— Nauru quedó expuesto. Autoridades de otros países comenzaron a señalar jurisdicciones con regímenes permisivos; listas de riesgo y advertencias llevaron a corresponsales a replantear relaciones con bancos domiciliados en la isla. La reputación, ese activo intangible y esencial en finanzas, se deterioró.

La reacción internacional se tradujo en acciones concretas: congelaciones, retirada de corresponsalías y sanciones financieras. Los intermediarios que antes conectaban las cuentas numéricas con el resto del sistema comenzaron a cerrar accesos; bancos corresponsales se negaron a procesar pagos o exigieron información que las entidades domiciliadas en Nauru no podían proporcionar. La capacidad operativa de muchas licencias quedó reducida. A medida que la presión crecía, la oferta de licencias perdió valor comercial: ya no eran puertas de entrada al sistema financiero global sino etiquetas que atraían riesgo reputacional.

El resultado fue la desarticulación progresiva del invento: procesos de cierre de entidades, retirada de licencias y la imposición de regulaciones más estrictas. Para 2003, cuando la opacidad de la isla era ya foco de atención internacional, la economía dependiente de esa renta se encontró con un vacío abrupto: ingresos que antes habían financiado gastos corrientes desaparecieron casi de un día para otro por la decisión de corresponsales y por la presión política global. Lo que había sido ingreso fácil se transformó en deuda social y en crisis fiscal.

La consecuencia material fue severa y extendida. La pérdida de ingresos forzó recortes, el cierre de servicios financiados con rentas anteriores y una reconsideración pública de la estrategia que había empujado la isla hacia la venta de licencias. La percepción internacional de Nauru cambió: de ejemplo de desarrollo por renta mineral pasó a ser motivo de reproche por haber permitido el uso de su soberanía para alojar capitales opacos. La isla quedó con un historial que afectó Subsecuentes relaciones diplomáticas y acceso a financiamiento internacional.

Más allá de la economía, hubo una dimensión moral y social: la comunidad local sintió la traición de ver convertida su soberanía en mercancía sin la creación de instrumentos de supervisión y sin retorno social equitativo. La idea de que la venta de licencias era una salida rápida se estrelló contra la realidad de que la soberanía vendida sin contrapesos institucionales se compra con la pérdida de capacidad de decisión y con la erosión reputacional. Nauru pagó un precio alto por no haber construido antes una arquitectura regulatorias robusta capaz de filtrar riesgos y proteger a su población.

La tragedia de Nauru no es un caso único, pero sí es instructiva en su radicalidad: muestra el extremo al que puede llegar el mercado de la opacidad cuando un Estado pequeño y sin capacidad regulatoria subasta su potestad normativa a cambio de ingresos inmediatos. La isla no solo perdió dinero; perdió la capacidad de sostener un modelo de desarrollo legítimo y la confianza internacional que le permitiría, con herramientas legales y fiscales sólidas, transitar hacia alternativas de largo plazo.

Vender soberanía como producto exige construir antes instituciones que garanticen supervisión, transparencia y retorno social. Sin esos contrapesos, la renta fácil devora el tejido público y convierte la promesa de prosperidad en trampa. Nauru terminó siendo advertencia: la opacidad absoluta no es refugio eternamente sostenible; cuando la luz internacional se enciende, lo que se funda en la sombra se deshace con rapidez.

Capítulo 11: Mercaderes de la Sombra: Rutas comerciales fuera del radar imperial.

LA CIUDAD COMO TABLERO: esa fue la oportunidad que el Gran Incendio de Londres (1666) presentó a quienes vieron en las ruinas no sólo la catástrofe sino el espacio de prueba de un nuevo orden. Cuando las llamas se apagaron, la City quedó, durante unos días, como una tabula rasa: calles borradas, iglesias reducidas a zanjas, techos convertidos en carbón. Para los que pensaban en términos de poder y de flujo —mercaderes, banqueros, consejos de la ciudad— la devastación era al mismo tiempo amenaza y posibilidad. En los escombros se podía dibujar una metrópoli diferente, con ejes nuevos, plazas que ordenaran mercancías y redes que facilitaran la circulación del capital. Fue en ese clima de emergencia técnica e imaginación política que la figura de Sir Christopher Wren cobró la densidad de un proyecto colectivo.

La escena del incendio cuando cesó tenía un aspecto casi sacrificial: vigas negras, columnas descarnadas, el perfume de la madera quemada que persistía como un recordatorio de que la ciudad había sido purgada. Ciudadanos y autoridades recogían documentos, escombros y reliquias; se medía con reglas las nuevas líneas; se discutía el emplazamiento de puertos de carga y la apertura de nuevas vías. Para la elite comercial la reconstrucción debía responder a una doble necesidad: protección contra futuros fuegos y optimización de la actividad mercantil. En ese cruce entre seguridad y orden surgió la voz de la ciencia pública: la de los hombres de la Royal Society y, en particular, la de Christopher Wren.

Wren no era sólo un arquitecto: era un hombre de ciencias. Formado en Oxford, con estudios de matemáticas, astronomía y anatomía, miembro activo de la Royal Society —la institución que reorganizaba la autoridad del conocimiento en Inglaterra—, Wren aportaba al proyecto una visión que combinaba razón geométrica y habilidad técnica. Su pluralidad profesional le permitía pensar edificios como máquinas, ciudades como organismos, y la geometría como lenguaje capaz de ordenar la experiencia urbana. Desde su mirada, la reconstrucción no era únicamente un ejercicio de estética, sino una experimentación racional sobre cómo el espacio puede modular el comportamiento político y económico.

San Pablo se impuso en esa agenda como marcador decisivo. La catedral, destruida casi por completo, ofrecía la posibilidad de erigir un hito que dominase la línea de horizonte de Londres y que, simbólicamente, concentrara autoridad. Wren diseñó una cúpula monumental que iba a ser vista desde los muelles, desde los patios de las casas de comercio y desde la ribera del Támesis; esa cúpula funcionó, en su intención y en su efecto, como un faro: orientaba la mirada y, con ello, establecía jerarquías. Una ciudad con una cúpula dominante es una ciudad que recuerda su centro; para los mercaderes y los banqueros, esa centralidad era funcional: un punto de referencia que confería continuidad a la ruta económica.

La cúpula de San Pablo no es mero ornamento; su escala y emplazamiento fueron decisiones deliberadas que obedecían a principios geométricos y a una voluntad de producir un impacto psicológico. La masividad y verticalidad de la obra creaban una experiencia de pequeñez y solemnidad: quien circulaba por las calles sentía que la ciudad tenía un eje gravitacional que concentraba la autoridad visible. A través de esa concentración, el orden económico encontraba legitimación simbólica: la poderosa imagen de una cúpula presidiendo el comercio generaba la sensación de permanencia y solvencia que los fiadores y corresponsales apreciaban.

No es banal que Wren también fuera miembro activo de la Royal Society, ese cruce institucional donde la nueva ciencia y las redes de patrocinio se estrechaban con la burguesía emergente. La Royal Society proporcionó un lenguaje y una red de legitimación que permitieron traducir la planificación urbana a términos de eficacia: el trazado geométrico se presentaba como herramienta racional para optimizar flujos, ventilar barrios y evitar catástrofes. En sus reuniones, entre experimentos y correspondencias, se discutían cuestiones de física, hidráulica y proporción; vivas preocupaciones que, trasladadas a la ciudad, se convertían en promesas de mayor seguridad y eficiencia.

Sumado a eso, la Royal Society y sus miembros practicaban una forma de pensamiento que, para algunos comentaristas, tenía ecos herméticos: una creencia en la geometría como lenguaje universal, en la correspondencia entre macrocosmos y microcosmos, y en la capacidad de la razón para intervenir en el orden natural. Wren, por su parte, fue capaz de tomar esa sensibilidad científica y conferirle un aspecto monumental: la ciudad se reconfiguró como una obra en la que la proporción y la medida podían, supuestamente, armonizar vida social y actividad económica. Aquí es importante subrayar la ambivalencia: muchos historiadores subrayan el pragmatismo de Wren —su utilidad pública y su dominio de la técnica— mientras otros han interpretado su obra en clave simbólica y hermética. Ambas lecturas conviven, y la ambigüedad enriquece la comprensión de su proyecto.

Existieron tensiones prácticas, no sólo simbólicas. Wren propuso trazados más racionales y amplios, con calles rectas y plazas que facilitaran la circulación; los consejos municipales y los propietarios, sin embargo, tenían intereses contrapuestos: no querían perder lotes ni aceptar expropiaciones. El plan de reordenamiento urbano de Wren no fue adoptado en su totalidad; las presiones políticas y económicas llevaron a una reconstrucción más pragmática, fragmentada y sujeta a acuerdos de propietarios. Esta dialéctica entre ideal geométrico y política real ilustra la condición misma de cualquier proyecto urbano: la ley del diseño choca con la ley del lobby.

Pero, aun cuando sus planes topográficos fueron limitados, la lectura simbólica sobre la City que Wren imprimió se mantuvo y se expandió. San Pablo, su cúpula y la disposición de las nuevas iglesias —muchas de las cuales supervisó en su tarea de reconstrucción—

constituyeron una nueva tipografía urbana. Las fachadas, las plazas y las alineaciones crearon una ciudad que, al mirar de cerca y desde la ribera, ofrecía una narrativa de orden y permanencia. Para quien fuera iniciado en el lenguaje de la geometría y la simetría, la City se volvió un libro abierto de intenciones: la arquitectura como contrato entre poder económico y apariencia pública.

La obra de Wren se miró, además, a través del prisma de la liturgia pública y del prestigio mercantil. Las inauguraciones, las ceremonias de bendición y la presencia de guilds y compañías de comercio en los actos de dedicación articulaban la arquitectura con la performatividad del poder económico. Un púlpito, una procesión, una cúpula: la liturgia urbana legitimaba la continuidad de las prácticas mercantiles y ofrecía una pantalla de sacralidad sobre actos que, en esencia, eran redistribución y acumulación. La ciudad se convertía no sólo en máquina de comercio, sino en plató donde la legitimidad se representaba y se renovaba.

Quedan, sin embargo, preguntas más oscuras y más estimulantes: ¿hasta qué punto la disposición geométrica de la ciudad puede funcionar como tecnología de gobierno—un panóptico simbólico que modela comportamientos, impone jerarquías y reduce la resistencia social? La obra de Wren abre esta interrogación sin cerrar la respuesta. Fue evidente, por lo menos, que su reconstrucción contribuyó a hacer de la City un lugar donde la visión del orden político y financiero se materializó en piedra: la mayor previsibilidad del espacio público facilitó, sin duda, la confianza necesaria para que el comercio y la banca recuperaran su ritmo.

En la estela de Wren queda una nota ambigua que alimentará interpretaciones posteriores. Algunos verán en su proyecto el triunfo de la razón y la ciencia aplicada al bienestar urbano; otros insinuarán correspondencias menos inocentes: la geometría como lenguaje de control, la cúpula como testimonio de centralidad que normaliza la desigualdad. La historia, cuando se mira con detenimiento, acepta las dos cosas a la vez: Wren fue un técnico que supo leer las necesidades materiales de su tiempo y un operador simbólico cuyo trabajo contribuyó a la formación de una City que sabía autorreconocerse.

La ciudad reconstruida por Wren y sus contemporáneos constituyó el terreno de ensayo donde la arquitectura y la ciencia empezaron a funcionar como tecnologías políticas. Fue la base sobre la que, en siglos posteriores, otros arquitectos y planificadores plantearían intervenciones que ya no son sólo prácticas sino también simbólicas y psicológicas. Del trazado monumental de la cúpula de San Pablo pasaremos, en la siguiente estación del relato, a un lenguaje arquitectónico más oscuro y más intencionalmente simbólico: las iglesias y los diseños de Nicholas Hawksmoor, cuyo repertorio formal y locales de emplazamiento han sido leídos por muchos como un programa de fijación de energías y de marcación de la ciudad. Allí, la piedra parece hablar con voces más inquietantes; la ciudad, ya no solo reconstruida, empieza a ser marcada.

Capítulo 12: La Orden del Temple: Los banqueros de Dios y la red transnacional.

HAY OBRAS QUE, ADEMÁS de su función utilitaria, conservan la potencia de interpelar a quien las mira: producen extrañeza, levantan preguntas sobre intención y sobre la naturaleza misma del espacio. Las iglesias de Nicholas Hawksmoor pertenecen a esa categoría. Discípulo y colaborador de Wren, Hawksmoor heredó la ambición de proyectar la ciudad como un orden inteligible; sin embargo, su lenguaje formal tomó giros más severos, más monumentales y, para muchos ojos contemporáneos, deliberadamente inquietantes. La lectura que algunos han hecho de sus edificios —la de quien ve en ellos una trama oculta de símbolos y dominios de energía— puede ser exagerada; no obstante, la potencia expresiva de su obra merece ser examinada en detalle: la piedra, la alineación y la topografía producen efectos que trascienden la función litúrgica y se inscriben en la psicogeografía de la ciudad.

Hawksmoor fue, ante todo, un técnico formado en el taller de Wren y en el clima intelectual de su tiempo. Pero mientras su maestro valoró la proporción clásica y la moderación barroca, Hawksmoor introdujo en sus proyectos un grado de dramatismo que retorna a motivos más primitivos: verticalidad quebrada, masas pétreas que desafían la ligereza del barroco, frontones que se recortan como dientes sobre la ciudad. Su obra es la de quien conocía la gramática clásica y optó por desafiarla; la forma resultante remite a un repertorio que recicla motivos antiguos (egipcios, mesopotámicos) dentro de arquitecturas cristianas, creando signos que descolocan y, a la vez, fijan la mirada.

Era un artesano de la tensión: sus torres y campanarios se elevan con un carácter casi totemico, sus pedestales desafían la escala humana y sus fachadas mezclan columnas clásicas con bloques que parecen remanentes de tumbas arcaicas. Esa mezcla esteticista tiene efecto práctico: obliga a quien transita a detenerse, a mirar, a reconocer un centro que impone jerarquía. Algunos cronistas de la época señalaron la rudeza de sus volúmenes; las generaciones siguientes añadieron hipótesis simbólicas: que Hawksmoor conocía libros de esoterismo, que su obra reflejaba lecturas de la Cábala o que la incorporación de obeliscos y pirámides no era mera ornamentación sino intención deliberada. Estas últimas afirmaciones habitualmente descansan en conjeturas, pero no se puede negar el efecto performativo de una arquitectura que apela a arquetipos tan profundos.

Las seis iglesias a las que tradicionalmente se atribuye a Hawksmoor —las que emergen en el relato de la ciudad de aquel tiempo como hitos construidos bajo su supervisión— forman, desde la mirada de ciertos cartógrafos esotéricos, una red de marcadores. Si se trazan líneas entre sus emplazamientos, se obtiene una figura geométrica que algunos leen como pentáculos o nodos de influencia; para otros, la superposición es simplemente el resultado de la planificación urbana del periodo y de la voluntad de distribuir templos en áreas necesitadas de atención pastoral.

Sea cual sea la lectura, la ubicación de esas iglesias responde a una lógica mixta: atender parroquias periféricas emergentes tras el crecimiento urbano y, acaso, reconfigurar mentalmente el territorio mediante símbolos que operan a nivel visual. Christ Church en Spitalfields, por ejemplo, impone su silueta sobre un barrio de talleres y mercados; otra iglesia domina una encrucijada de rutas comerciales; las torres se asoman desde lugares que, para la sensibilidad urbana, pasan a ser puntos de referencia. Lo que algunos cartógrafos contemporáneos han hecho—trazar pentáculos y líneas de fuerza sobre mapas históricos—no demuestra intención oculta, pero sí revela que, al unir los puntos, emerge un patrón que agudiza la imaginación y que alimenta la lectura simbólica de la ciudad.

Una de las características más notorias del repertorio formal de Hawksmoor es la reutilización de motivos no cristianos: obeliscos, pirámides truncas, frontones que recuerdan templi egipcios o mesopotámicos. En la estética barroca tardía eso no fue una excepción absoluta—el exotismo clásico siempre visitó la arquitectura europea—, pero en Hawksmoor la recurrencia sugiere otra cosa: una voluntad de echar mano de signos capaces de remitir a una antigüedad sacral que antecede a la liturgia cristiana y que, por eso mismo, confiere a la obra una gravitación arcaica.

Los obeliscos, en particular, funcionan como condensadores semióticos: remiten al poder y a la memoria monumental, y actúan como agujas visuales que atraviesan el cielo urbano. En algunos casos, la colocación de obeliscos junto a cruces o en intersecciones llama la atención por su efecto de tensión simbólica: la ciudad cristiana que incorpora, sin borrarla, una señal de antigüedad más profunda. Para la masa crítica que interpreta estos signos en clave esotérica, la presencia reiterada de iconografías antiguas sugiere la construcción de una cartografía de autoridad que no se limita a la legitimidad eclesiástica sino que apela a imágenes que hablan al inconsciente colectivo.

Con el advenimiento de mapas modernos y la proliferación de análisis alternativos del espacio, han surgido cartografías que superponen las iglesias, obeliscos y grandes edificios en redes geométricas: pentáculos, cruces, líneas de fuerza. Para algunos autores estas tramas son lectura simbólica creativa; para otros, prueba de que ciertos arquitectos actuaron con intenciones ocultas. Los críticos académicos señalan riesgo de apofenia—la tendencia humana a reconocer patrones allí donde hay coincidencias—y demandan métodos rigurosos: comprobación de intenciones documentales, correspondencias en dibujos y planos, pruebas en archivos.

Sin embargo, incluso si la intención no puede probarse de manera concluyente, el efecto sobre la psicogeografía es real. Las líneas que conectan los edificios generan trayectorias que los peatones reconocen y que, a su modo, organizan el movimiento. Hay algo de verdad en la tesis de que la ciudad habla a través de sus trazados: plazas que se convierten en escenarios de poder, iglesias que se transforman en puntos de peregrinación cotidiana, obeliscos que imponen un eje visual. La "ley line" urbana, aun cuando sea producto de lectura moderna, produce experiencias concretas: recorrido ritualizado, sensación de vigilancia y de pertenencia a un orden.

Las interpretaciones más osadas encuadran a Hawksmoor dentro de corrientes de pensamiento herméticas y cabalísticas que, según ellas, ven en la geometría y en los números claves la posibilidad de fabricar significados y, con ello, de gobernar. La Cábala, con su interés por correspondencias numéricas y por la resonancia simbólica de la letra y la cifra, ofrece un lenguaje interpretativo atractivo: números de peldaños, proporciones de cajas y relaciones angulares que podrían esconder códigos de poder. No hay que convertir esto en una certeza; la evidencia documental que pruebe la adhesión literal de Hawksmoor a una escuela cabalística organizada es, cuando menos, escasa. Lo sugerente, en cualquier caso, es que su arquitectura admite lecturas que se acomodan a una lógica mística.

Esta ambivalencia —entre el posible interés por simbolismos profundos y la necesidad de explicaciones críticas— es la que hace su obra fecunda para la imaginación. Los rituales de poder, en la ciudad, pueden adoptar formas simbólicas que no requieren un plan maestro explícito: la repetición de motivos, la concentración de verticales y la disposición de espacios públicos suficientes para producir un efecto de solemnidad o sumisión. En ese sentido, la arquitectura de Hawksmoor opera como una tecnología simbólica: fija la mirada, ordena la circulación, normaliza jerarquías.

La obra de Nicholas Hawksmoor plantea una pregunta que no admite una respuesta única: ¿fue su arquitectura deliberadamente "oculta" o su consistencia simbólica es el resultado de una sensibilidad estética que se alimenta de antiguas formas de autoridad? La respuesta importa menos que la constatación de su efecto: sus iglesias y obeliscos han quedado inscritos en la memoria urbana como elementos que producen reverencia y a veces inquietud. La ciudad, una vez reconstruida y marcadas sus líneas, se volvió un texto que algunos leen como manual de poder y que otros interpretan como un ejercicio de grandeza formal.

Sea el propósito ritual o estético, lo cierto es que Hawksmoor dejó puntos nodales en la geografía de la urbe. Para los habitantes que pasaban ante sus fachadas, la experiencia cotidiana se mezcló con la percepción de una centralidad monumental: la piedra que impone, la torre que vigila, la plaza que recuerda el orden. Esa capacidad de fijación simbólica —convertir lo urbano en escenario de autoridad— conecta directamente con las prácticas posteriores de poder que buscan ritualizar la legitimidad mediante arquitectura y símbolo.

Si la piedra puede fijar fuerzas, la moneda y la institución también pueden sacralizar sentidos. El siguiente capítulo de esta narración se ocupa precisamente de uno de los símbolos que mejor condensan esa función legitimadora: el Ojo de la Providencia y su inscripción en el Gran Sello y en la iconografía del billete de un dólar. Allí veremos cómo un emblema se vuelve talismán: cómo la imagen imprime un mandato de vigilancia y bendición sobre el orden económico moderno.

Capítulo 13: Letras de Cambio: El dinero que viaja sin moverse.

LOS SÍMBOLOS NO SON meras ornamentaciones: son atajos semánticos que condensan relatos, legitimidades y mandatos. Entre ellos, el Ojo de la Providencia ocupa un lugar singular porque combina lo visual con una promesa teológica: la mirada que todo lo ve y que, al hacerlo, avala. Inscrito en el reverso del Gran Sello de los Estados Unidos y estampado en el billete de un dólar, el Ojo se volvió —en pocos trazos— emblema de una confianza pública que pretende ser a la vez moral y efectiva: vigila, bendice y certifica la empresa fundacional. Este capítulo recorre la genealogía iconográfica del Ojo, su incorporación al Gran Sello de 1782, las lecturas conspirativas que lo envolvieron y la manera en que, al convertirse en sello monetario, la imagen pasó a funcionar como un talismán cotidiano del orden económico.

La imagen del ojo que todo lo ve no surge en 1776 como un invento ex nihilo. Tiene raíces antiguas y recorridos múltiples: en la tradición judeocristiana y en el arte medieval aparecen alusiones a la Providencia divina representada por una mirada que juzga y protege; en la iconografía renacentista el motivo se refina como símbolo de la omnisciencia de Dios, a menudo rodeado de rayos o de un triángulo que remite a la Trinidad. El repertorio barroco y neoclásico heredó esa imagen y la hizo usable por proyectos políticos que necesitaban legitimación moral: el ojo no solo ve, también certifica que una empresa humana cuenta con aval trascendente.

Paralelamente, en el siglo XVIII circulaban imágenes y signos en sociedades secretas y logias que reinterpretaban iconografías antiguas: la geometría sagrada, el triángulo y la luz se convirtieron en metáforas de conocimiento. No todos los usos del Ojo en esos ámbitos son equivalentes y no toda presencia del signo implica filiaciones doctrinales homogéneas. Lo importante para nuestra lectura es que el ojo, como arquetipo, tenía ya una carga simbólica capaz de ser aprovechada por actores políticos que deseaban conferir un barniz de inevitabilidad y aprobación a proyectos institucionales.

Tras la Revolución, los fundadores de la nueva república sintieron la necesidad de crear emblemas que condensaran su filiación histórica y sus aspiraciones. En 1782 el Congreso aprobó el Gran Sello de los Estados Unidos. El anverso (el águila) y el reverso (la pirámide truncada coronada por un Ojo que irradia luz) constituyen un conjunto deliberadamente simbólico: la pirámide, imperfecta e inacabada, sugiere obra en curso; el Ojo sobre ella remite a una tutela que aprueba y guía el proceso.

La paternidad del diseño del reverso es compleja y colectiva: comités cambiaron bocetos y propuestas hasta que la composición final —con la inscripción MDCCLXXVI en la base de la pirámide— fue adoptada. Charles Thomson, en su rol de Secretario del Congreso, tuvo un papel decisivo en sintetizar y fijar el emblema que debía acompañar la joven nación. El emblema combina referencias clásicas (la pirámide, símbolo de permanencia y antigüedad) con la idea de un origen fundacional datado: 1776. Encima, el Ojo radiante funciona como culminación: la empresa republicana es auspiciada por una mirada que, simbólicamente, la aprueba.

La iconografía textual que acompaña la imagen completa la dramaturgia: Annuit Coeptis y Novus Ordo Seclorum. El primero, que se suele traducir como "Él aprueba nuestras empresas", invoca la idea de una tutela que corrobora la empresa colectiva; el segundo —"Nuevo orden de los siglos"— remite a una nueva era histórica, una secuencia temporal que legitima el cambio político radical que supuso la Revolución estadounidense. La combinación de imagen y frase crea, así, una ligadura semántica: la obra humana (la pirámide), la aprobación trascendente (el Ojo) y la novedad histórica (el lema latino).

No es extraño que un símbolo con esa densidad suscite interpretaciones alternativas. Desde el siglo XIX en adelante, la presencia del Ojo en el Gran Sello —y luego en la moneda— fue leída por distintos publicistas como evidencia de conexiones masónicas o, en versiones más extremas, como pista de la existencia de sociedades secretas con planes de dominación mundial. Parte de esta rumorología se alimenta de hechos concretos —muchos fundadores pertenecieron a logias masónicas— y de la presencia real de iconografías compartidas; parte, en cambio, procede de la lógica humana de buscar detrás de un símbolo una intención oculta y monolítica.

Es imprescindible mantener la distancia crítica: que algunas figuras públicas fueran masones no prueba que el diseño del Gran Sello haya sido un complot masónico. Del mismo modo, las correlaciones entre símbolos y afiliaciones no implican causalidad ni un plan unitario. Lo que sí es cierto es que las leyendas conspirativas cumplen funciones sociales y psicológicas: organizan la ansiedad contemporánea, ofrecen explicaciones sencillas a procesos complejos y proveen una narrativa en la que la incertidumbre histórica se traduce en personajes identificables y conspiraciones trazables. En la cultura popular, la atracción por estas narrativas convirtió al Ojo en talismán de sospecha, y su reproducción obsesiva en medios y productos culturales amplificó su aura misteriosa.

Las inscripciones latinas del reverso requieren ser leídas con calma porque sintetizan la operación simbólica del sello. "Annuit Coeptis" alude a la aprobación de las empresas fundadoras; el sujeto implícito —"Él"— remite a una autoridad suprema que aprueba la empresa colectiva. El uso del latín no es mero cosmético: dota al mensaje de una gravedad clásica que remite a la tradición jurídica y teórica de Occidente. "Novus Ordo Seclorum" es una cita recontextualizada: toma la idea de un "nuevo orden" y la inscribe no como fin telúrico sino como proyecto histórico, una ruptura con el pasado monárquico y la proyección de un régimen republicano distinto.

La disposición textual sobre y bajo la pirámide transforma la imagen en plegaria cívica: el trabajo humano (edificar la pirámide), la sanción trascendente (el Ojo) y la promesa temporal (el nuevo orden). En conjunto, el sello no solamente comunica el nacimiento de una entidad política; procura convertir ese nacimiento en destino.

Cuando la iconografía del Gran Sello fue incorporada al billete de un dólar —en la versión de la nota que se estabilizó en la década de 1930— el Ojo dejó de ser presencia ocasional en actos oficiales para convertirse en cosa corriente, en pequeño talismán que acompaña cada transacción cotidiana. El billete ofrece una cartografía simbólica reducida: una porción de liturgia republicana que cabe en un bolsillo. El dinero, ya no sólo signo de valor abstracto, se vuelve reliquia de legitimidad institucional.

Ese traslado tiene efectos psicológicos sutiles pero potentes. El manejo cotidiano del billete implica una exposición repetida a un signo que condensa autoridad y tutela. Para el ciudadano corriente, el Ojo en la moneda naturaliza la idea de que el sistema tiene bendición —moral o técnica— y por lo tanto merece confianza. La moneda se convierte en un relicario secular: quien la posee lleva encima no solo poder adquisitivo sino una pequeña liturgia de legitimidad. En ese sentido, la imagen del Ojo actúa como un ancla teológica de la economía moderna: dinero que, en su pequeña iconografía, certifica la continuidad y la validez del orden que lo emite.

Más allá de las teorías conspirativas, el fenómeno central es funcional: los símbolos condensan y naturalizan. Un emblema como el Ojo, repetido en moneda y en arquitecturas públicas, cumple dos tareas prácticas. Primero, produce sacralidad instrumental: convierte el acto profano (pagar, firmar, registrar) en experiencia revestida de legitimidad y, con ello, reduce la fricción social. Segundo, funciona como recordatorio cotidiano del relato institucional: la nación no es sólo un entramado jurídico; es también una narración que cuenta sus orígenes, su destino y la aprobación que la sostiene.

Esa sacralización operativa tiene un reverso: cuando el símbolo es usado para encubrir prácticas opacas —cuando la legitimidad simbólica se emplea para ocultar asimetrías reales— el Ojo puede servir, inadvertidamente, para naturalizar desigualdades. La imagen conforta; la confianza que genera puede usarse para consolidar instituciones, pero también para atenuar escrutinios. De allí proviene la potencia política del símbolo: su capacidad de calmar preguntas difíciles con una mirada que parece decir "todo está bendecido, todo está en su lugar".

El Ojo de la Providencia, la pirámide truncada y las inscripciones latinas forman una composición que ha sabido sobrevivir a sus contextos originales porque, entre otras cosas, ofrece una economía simbólica muy eficaz: une origen, consentimiento trascendente y proyecto de tiempo en una visualidad compacta. Su presencia en el Gran Sello y en la moneda estadounidense es, por tanto, tanto instrumento de legitimación cívica como campo de proyección para mitos contemporáneos.

Si la arquitectura fija imágenes y la ciudad instala jerarquías, la moneda cumple un papel complementario: hace cotidiano el relato. El próximo capítulo tomará esa idea en otra escala: si el Ojo puede imprimirse en papel moneda, la arquitectura contemporánea puede construir edificios que actúen como ojos corporales —monumentos de vigilancia y legitimación—. La figura de arquitectos como Santiago Calatrava permitirá ver cómo la modernidad recicla la iconografía de la omnisciencia en formas biomórficas que, desde fachadas y cúpulas, siguen modelando la confianza en instituciones y mercados.

Capítulo 14: Las Ciudades-Estado Italianas: Venecia y la contabilidad de doble cara.

LAS CIUDADES FINANCIERAS contemporáneas buscan más que oficinas: buscan escenarios que legitimen una presencia. No basta con establecer sucursales en distritos de negocios; hay que dotar a la institución de un rostro visible, memorable y, sobre todo, inspirador. En esa búsqueda de iconos el arquitecto se convierte en un prestidigitador del prestigio: modela fachadas que funcionan como certificados públicos de solvencia. Santiago Calatrava, por su estética orgánica y su voluntad de movimiento, encarna con claridad una de las variantes más expresivas de ese fenómeno: edificios que parecen cuerpos, elementos que respiran y se cierran como párpados, tejados que se despliegan como alas. Su obra demuestra cómo la arquitectura corporativa puede transformarse en práctica performativa de legitimación —un ojo literal y metafórico que mira, deslumbra y simultáneamente impone.

La tectónica calatraviana recurre a formas que remiten al cuerpo: costillas estructurales que evocan espinas, volúmenes curvos que sugieren cuencas, alzados que parecen extremidades articuladas. Esa gramática biomórfica es poderosa en contextos financieros porque conecta la frialdad abstracta del capital con una imagen de vida: un edificio ya no es solo depósito de oficinas, es organismo que respira, responde y controla su ambiente. El efecto estético se traduce en efecto simbólico: la entidad que habita esos espacios adquiere un carácter ostensiblemente "vivo", moderno y, crucialmente, dominante.

Calatrava no inventa la metáfora de la corporización del cuerpo; la radicaliza. Sus volúmenes monumentales, con superficies blancas y costillas visibles, generan una sensación de tecnología orgánica que puede leerse como señal de sofisticación técnica y, por extensión, de solvencia institucional. Para clientes y ocupantes, el contacto con esa forma produce orgullo y confianza: trabajar en un edificio que parece estructura biológica es trabajar dentro de una promesa de contemporaneidad que, en el mercado, tiene valor.

Una de las aportaciones más sugerentes de la estética recentista es la incorporación de partes móviles: brise-soleil que se abren y cierran, lamas que pivotan, cubiertas que se elevan como párpados. Llámeslo función o teatralidad, el resultado es similar: el edificio realiza un gesto de vigilancia visible, que se asemeja a la apertura y cierre de un ojo. Esa capacidad dinámica—cuando existe— transforma la fachada en una superficie performativa que, además de administrar luz y sombra, comunica: la institución observa, responde y se adapta.

El "ojo móvil" es una metáfora útil para comprender cómo la arquitectura moderna reclama una instancia activa de visibilidad. No se trata únicamente de recordar la imagen del Gran Ojo en un sello: ahora la estructura misma se convierte en dispositivo sensorial que preside el entorno urbano. Cuando un brise-soleil se abre a primera hora y se repliega al anochecer, el edificio realiza una liturgia diaria de presencia y retirada que recuerda a una vigilancia ritualizada: el poder no solo está allí, sino que manifiesta periódicamente su atención.

Zúrich representa un terreno en donde la estetización de la banca es una práctica pública: fachadas de vidrio, sedes privadas que dialogan con la ribera del Limmat y vestigios de antiguas casas de banca que ahora conviven con torres ultramodernas. Allí, la idea de fortaleza ya no se expresa sólo en muros macizos sino en pulcritud formal y tecnología visible: edificios pulidos que muestran su maquinaria, pasillos con acceso controlado y vestíbulos que funcionan como santuarios de bienvenida. La ciudad transmite una sensación de orden técnico y de discreción lujosa, un híbrido entre robustez y transparencia calculada.

No es necesario atribuir a Calatrava obras en Zúrich para afirmar que su estética dialoga con ciudades como Zúrich: las grandes plazas financieras buscan esculturas arquitectónicas que, con su magnitud y con su paleta, legitimen la actividad que albergan. En ese sentido, la arquitectura moderna actúa como sello de fiabilidad: fachadas que brillan, materiales nobles y movimientos controlados funcionan como argumentos no razonados de solvencia y capacidad técnica.

La magnificencia física del edificio es sólo una parte de la operación simbólica. En su interior, las fachadas y los atrios deben acomodar una infraesctructura menos visible pero decisiva: salas de datos, centros de servidores, redes de fibra, cámaras de control y salas de crisis. La arquitectura contemporánea financia la presencia de lo intangible. Donde antes el banco exhibía cuadros y columnas, hoy instala racks, salas blindadas y centros de control que procesan información en tiempo real. El edificio-calatrava, entonces, no solo es escenografía; es contenedor de flujos que hacen funcionar al capital en su ritmo de alta frecuencia.

Esta mezcla de magnificencia y tecnología produce una ambivalencia estética: la fachada que conmueve esconde un núcleo que procesa decisiones en microsegundos. El mensaje que transmite es doble: la entidad es tanto sublime como impecablemente eficiente. La estética se vuelve argumento de venta y de confianza, mientras que la infraestructura interna asegura el producto: tiempo de respuesta, seguridad y capacidad de operar en mercados globales.

La gran pregunta política es cómo la magnificencia arquitectónica actúa como legitimación. Una sede monumental afirma: "Somos sólidos, eternos, merecedores de confianza". La magnificencia funciona como aval emocional. Para accionistas, clientes y el público, acceder a un edificio espléndido es, simbólicamente, entrar al corazón de una institución que encarna autoridad. Para las instituciones mismas, la inversión en arquitectura es inversión en imagen: el gasto en piedra y acero se transforma en capital reputacional.

Pero esa estrategia no es neutra. La magnificencia puede disimular opacidades internas, ofreciendo una fachada de grandeza que atempera preguntas sobre prácticas empresariales, estructuras fiscales o decisiones políticas discutibles. La representación estética, cuando se combina con opacidad institucional, produce un escudo simbólico: la experiencia de lo sublime desvía el escrutinio detallado. Aquí aparece la crítica que acompaña a muchas obras icónicas: ¿sirve la arquitectura para legitimar lo que, de otra manera, exigiría explicación?

La arquitectura contemporánea en plazas financieras —y proyectos emblemáticos de autores como Calatrava— revela una tensión productiva y problemática. Por una parte, crea espacios que inspiran confianza, que atraen talento y que configuran la identidad urbana; por otra, actúa como dispositivo de legitimación que puede funcionar instrumentalmente para blanquear percepciones y suavizar el escrutinio. La corporalidad de los edificios—su capacidad de parecer vivos y vigilantes—es una herramienta persuasiva que articulará, en los años venideros, con otras tecnologías de control (algoritmos, biometría, CBDC) para producir modos más íntimos y directos de regulación social.

La ciudad, entonces, no sólo se lee en mapas y ejes; se siente en la masa de sus edificios y en el gesto que estos realizan al abrir o cerrar sus "párpados". La siguiente etapa del relato se centra en esa geografía de fuerzas visibles e invisibles: las ley lines urbanas y la psicogeografía nos enseñarán cómo el espacio se convierte en herramienta de exclusión y sujeción, y cómo la combinación de arquitectura simbólica y cartografías invisibles configura una nueva gramática del poder en las metrópolis financieras.

Capítulo 15: La Hansa y el Privilegio: Redes comerciales contra el poder soberano.

LA CIUDAD NO ES SOLO un conjunto de edificios, calles y normas; es una superficie animada por significados que no siempre coinciden con los planos oficiales. Desde hace tiempo, cierto grupo de pensadores—geomantes, psicogeógrafos, artistas y cartógrafos alternativos—lee el espacio urbano como si fuera un campo energético, una red de fuerzas y resonancias que condicionan comportamientos, emotividades y alianzas. La idea de las ley lines —líneas de fuerza que conectan lugares cargados de sentido— y la práctica de la psicogeografía no son meras supersticiones: son maneras de interpretar cómo la disposición del espacio puede producir efectos conductuales reales. Este capítulo reúne mapas, ritos y efectos psicológicos para mostrar cómo la arquitectura y la planificación pueden funcionar como dispositivos de exclusión y sujeción.

La noción de ley lines procede de la geomancia popular y de tradiciones que creían en alineaciones espirituales entre puntos sagrados. Trasladada a la ciudad moderna, la idea sostiene que ciertos lugares—iglesias, obeliscos, plazas—actúan como nodos que, conectados por líneas imaginarias, forman una topografía de poder. Los practicantes contemporáneos no siempre hablan de fuerzas místicas; muchos interpretan las ley lines como trazos de memoria histórica y signos de concentración de recursos simbólicos. El término, por tanto, sirve tanto para nombrar un imaginario espiritual como para describir correlaciones prácticas: la repetición de símbolos en lugares estratégicos tiene efectos sobre la percepción colectiva.

Por qué importa: porque el espacio determina posibilidades. La ubicación de una plaza, la orientación de una vía o la colocación de una estatua condicionan flujos: quién circula, qué se ve desde un punto alto, qué rutas privilegian las procesiones y, en consecuencia, quién tiene visibilidad y quién queda fuera de ella. Las ley lines son, así, una metáfora útil para pensar políticas de visibilidad y de exclusión: cuando los nodos se concentran en manos de una minoría, la ciudad reproduce jerarquías; cuando se democratizan, amplían el acceso a la acción pública.

Tomemos la City de Londres como ejemplo. Si se trazan líneas entre cúpulas, altares y obeliscos —las iglesias de Hawksmoor, la cúpula de San Pablo, ciertos monumentos financieros— aparecen figuras geométricas que algunos cartógrafos esotéricos han leído como pentáculos o cruces. Los académicos advierten rápidamente sobre la posibilidad de apofenia—la tendencia humana a detectar patrones donde hay azar—y con razón. Pero, al margen de la intención explícita de los arquitectos, esas figuras funcionan como mapas de referencia: fijan miradas, orientan recorridos y producen jerarquías espaciales.

La psicogeografía no se limita a identificar figuras; estudia sus efectos. Una plaza diseñada para ceremonias oficiales genera una conducta cívica específica: procesiones, actos de poder, manifestaciones limitadas. Un obelisco encrucijada opera como marcador simbólico que afianza el recuerdo de una acción pasada o de una apropiación de la ciudad. Las figuras geométricas, entonces, no son inocuas: crean rutas preferenciales y nodos de atención que favorecen determinados actores—instituciones financieras, corporaciones, congregaciones—y restringen otros. De ese modo la ciudad se hace lectora y escritora de relaciones de poder.

El fenómeno no se limita a Zonas urbanas históricas. En espacios privados de élite como las grandes fincas de vino —por ejemplo, la bodega emblemática Opus One en Napa Valley—, el diseño del paisaje puede funcionar como un ejercicio de cartografía simbólica. Desde el aire, ciertas propiedades presentan alineaciones geométricas en su planificación que remiten a símbolos masónicos o a figuras de prestigio: caminos que convergen en un anfiteatro central, parterres que dibujan formas reconocibles desde el cielo, alamedas que actúan como ejes ceremoniales para eventos exclusivos.

La lectura es doble. Para los dueños y la clientela, esos trazos son actas de pertenencia: quien posee tierras cuya perspectiva aérea reproduce un símbolo de elite está mostrando un nivel de acceso que va más allá del dinero. Para la población local o para observadores críticos, la disposición aérea revela que la arquitectura del lujo no solo produce bienes, sino que construye territorios de distinción y ritualiza el acceso. La tierra se vuelve libro legible solo para iniciados, y su lectura desde drones o satélites expone una topografía de exclusión que, hasta hace poco, quedaba oculta a simple vista.

Las herramientas tecnológicas contemporáneas—drones, satélites, SIG (Sistemas de Información Geográfica)—permiten hoy trazar mapas que antes eran pura especulación. Desde el aire, se observan coincidencias: edificios recientes posicionados con exactitud respecto a monumentos más antiguos; rutas de acceso que reproducen direcciones simbólicas; disposiciones que, vistas en conjunto, parecen reproducir iconografías masónicas o logografías de corporaciones. Estas observaciones han alimentado tanto estudios académicos como teorías marginales.

La tensión metodológica es evidente: la capacidad de trazar patrones no prueba intención, pero sí revela que la tecnología amplifica la posibilidad de diseñar el paisaje en clave simbólica. Los arquitectos contemporáneos no siempre aspiran a secretos esotéricos: muchas veces responden a fuerzas de mercado que demandan diferenciación; sin embargo, la coincidencia entre tecnología y simbolismo potencia la posibilidad de que el espacio urbano sea manipulado deliberadamente como catálogo de distinción. La escuadra y el compás, hoy, se ven desde arriba.

La geometría que organiza la ciudad no es neutral; se inserta en estrategias administrativas y rituales que separan a iniciados de profanos. Barreras físicas—muros, accesos controlados, vallas—trabajan con barreras simbólicas—vestigios arquitectónicos, convocatorias por invitación, rituales privados—para crear espacios cerrados. En los distritos financieros altos, la planificación incorpora pasajes semipúblicos que, pese a ser técnicamente accesibles, están diseñados para desalentar tránsito no deseado: iluminación específica, mobiliario incómodo para largas estancias, cámaras y personal de seguridad visible.

En el otro extremo, los rituales privados—cenas en villas, presentaciones en bodegas, asambleas en clubes—refuerzan la pertenencia. Son prácticas de cohesión que se nutren del espacio elegido: una mesa redonda en una sala con vistas a un pentagrama vegetal transmite tanto pertenencia como capacidad de exclusión. El efecto es contundente: la ciudad ofrece espacios de encuentro para la población general y espacios de pertenencia para las élites; ambas categorías se construyen mediante geometría y ritualidad.

Si aceptamos que el espacio tiene efectos, entonces el control estratégico de puntos neurálgicos del territorio—puertos, plazas financieras, nudos logísticos, centros de datos—se convierte en control de flujos críticos. La adquisición de inmuebles en encrucijadas logísticas, la compra de edificios emblemáticos o la financiación de obras urbanas no son solo inversiones inmobiliarias: son maniobras geodésicas que permiten orientar flujos de mercancías, capital y atención cultural.

La noción de soberanía geodésica traduce esto en términos políticos: quien controla nudos críticos del territorio posee, además de bienes, capacidad de decisión sobre la circulación. Empresas que compran puertos, fondos que adquieren edificios de telecomunicaciones, familias que aseguran latencias de red mediante datacenters en ubicaciones precisas: todas ellas ejercen una forma de soberanía que no es idéntica a la estatal pero que incide en la capacidad de gobierno. La manipulación de la energía—entendida como tráfico de bienes, información y símbolos—es, entonces, una técnica de poder.

Volvamos a la City, por un instante, y a la idea de que las líneas que conectan iglesias, obeliscos y sedes financieras forman figuras que, más allá de la intención, producen efectos prácticos: rutas de desplazamiento que favorecen el negocio; plazas que sirven de escenario a actos oficiales que refrendan jerarquías; fachadas que, por su monumentalidad, actúan como pantallas de credibilidad. La geometría urbana es, a la vez, cartografía y teatro: mapea y representa. Y como mapa, sirve a intereses; como teatro, muestra y oculta.

Ese doble papel tiene consecuencias legales y políticas: la urbanística se convierte en instrumento regulatorio. Los permisos de edificación, las leyes de conservación del patrimonio, las concesiones de uso del suelo, las exenciones para centros financieros son herramientas que moldean la ciudad en clave de pertenencia. El trazado urbano, pues, no es neutral ni natural; se negocia y se compra.

Si las ley lines y la psicogeografía nos enseñan algo, es que la ciudad es un campo de batalla simbólico donde la forma reproduce el poder. Reconocer las tramas no es necesariamente caer en el misticismo; es, más bien, adoptar una mirada crítica sobre cómo la arquitectura, la planificación y el diseño del paisaje pueden reproducir asimetrías. Pero esa lectura tiene un doble filo: si el espacio puede ser instrumento de control, también puede ser herramienta de resistencia.

Las cartografías abiertas, las lecturas críticas del paisaje urbano, la democratización del acceso a herramientas de mapeo—desde SIG hasta plataformas ciudadanas—ofrecen antídotos. Mapear no solo para descubrir pentáculos, sino para identificar nodos de exclusión y proponer intervenciones que redistribuyan visibilidad y acceso: plazas que se abran, rutas que prioricen diversidad, edificios que retornen su uso al común. La psicogeografía, entendida como herramienta de emancipación, permite imaginar transformaciones espaciales que disuelvan circuitos de poder.

La ciudad es texto y territorio; para cambiar el relato no basta con señalar símbolos, hay que reescribir los mapas y democratizar su lectura.

Solo así la geometría dejará de ser un equipo de exclusión y podrá transformarse en cartografía de convivencia.

Capítulo 16: Alquimia y Finanzas: La transmutación del valor en secreto.

LA HISTORIA DE LA CASA Rothschild ofrece una lección en dos direcciones: por un lado, muestra cómo una familia convirtió prácticas domésticas en instrumentos empresariales; por otro, cómo el entrelazamiento de biología, derecho y ceremonia puede devenir técnica de conservación del poder. No se trata de una biografía sentimental sino de un examen de procedimientos: reglas, alianzas matrimoniales, rituales de intimidad y una disciplina comunicativa que convirtieron a una familia bancaria en una estructura duradera y en un modelo replicable de reproducción patrimonial.

Mayer Amschel Rothschild comienza su empresa en el corazón de la Europa mercantil del siglo XVIII: la Judengasse de Frankfurt, en un tiempo donde la confianza y la rapidez informativa valían tanto como el capital. Su intuición no fue tanto la invención de instrumentos financieros nuevos como la construcción de una organización que mezclara familia, corresponsalía y agencia. La estrategia fue sencilla en su diseño y profunda en sus consecuencias: enviar cada hijo —no como dispersión azarosa, sino como piezas de un tablero— a plazas comerciales distintas (Londres, París, Viena, Nápoles y mantener un centro en Frankfurt) para crear una red de corresponsalía familiar que procesara información y capital con velocidad y lealtad.

La "Regla" que articuló Mayer no figura en un único testamento canónico, pero sí en la práctica: los administradores de cada casa debían responder a la Casa matriz y cooperar con las otras sucursales en la lógica del beneficio común. La sucesión se administró como patrimonio corporativo y como legajo familiar: nombramientos, participaciones y decisiones estratégicas se tomaban en la intersección entre consejo y sangre. Ese modo de operar convirtió la sangre en contrato; la familia fue, así, tanto unidad de parentesco como holding operativo.

Las normas familiares sobre quién podía participar en la dirección o conocer los pormenores de las cuentas fueron estrictas y, desde nuestra perspectiva contemporánea, claramente discriminatorias. Las mujeres, aún cuando muchas fueron decisivas en la vida social y filantrópica de la casa, fueron apartadas de la gestión formal y de acceso pleno a los secretos contables. Ese fenómeno no fue exclusivo de los Rothschild: en la Europa de la época, el control patriarcal del capital era norma. Pero en la Casa Rothschild ese control se institucionalizó: testamentos, cláusulas y praxis domésticas limitaron la entrada femenina a los puestos de decisión directa.

La consecuencia práctica fue doble. Por un lado, permitió una circulación cerrada de información financiera entre los hombres que dirigían las sucursales; por otro, generó una cultura de ocultamiento que protegía el conocimiento estratégico. La familia construyó así una reserva de operatividad cognitiva y técnica que se transmitía de generación en generación, a menudo por vías formales (escrituras y pactos) y por vías informales (enseñanzas privadas, tutorías, rituales familiares). La privacidad no era solo ética doméstica: era una barrera institucional contra la pérdida de control.

Entre las prácticas más documentadas, y a la vez más sensibles, estuvo la tendencia a casar entre primos y a concertar matrimonios que reforzaran vínculos económicos. La endogamia no fue una superstición ni hecho casual; fue maniobra deliberada. Mantener uniones entre miembros de ramas distintas de la familia reducía la fragmentación patrimonial, aseguraba lealtades y facilitaba la coordinación transnacional: un matrimonio entre casas significaba, además de un lazo afectivo, un contrato de integración económica.

Esa estrategia obedecía a una lógica clara: el patrimonio no debía dispersarse mediante herencias divididas en múltiples núcleos externos; debía permanecer concentrado y administrado por personas que compartieran un horizonte de interés y una cultura de confidencialidad. Los matrimonios —celebrados con solemnidad familiar y con pactos prenupciales rigurosos— eran, por tanto, instrumentos de gobernanza patrimonial. Para las generaciones que vinieron después, la práctica se naturalizó como regla de conservación.

Los símbolos y las narrativas familiares cumplieron funciones cohesivas. El emblema de la familia —las cinco flechas que, según la tradición, simbolizan a los cinco hijos fundadores— y otras insignias no solo remiten a genealogía: condensan un mito fundacional y sirven de marca identitaria. La familia se interpretó y presentó como mishpoche —término que en yidis sugirió parentesco extendido—, un nombre que no es mero dato afectivo sino un dispositivo de pertenencia que obliga y que exime.

Las donaciones filantrópicas, las órdenes de beneficencia y la presencia en instituciones científicas o culturales fueron parte de una política pública privada: construir reputación social que reforzara la legitimidad de un poder financiero que, por diseño, se mostraba reservado. Los escudos, los salones, las colecciones de arte y las fundaciones funcionaban como visibles síntomas de prestigio; al mismo tiempo, servían como redes de influencia que reforzaban la cohesión interna y la aceptación externa.

Una de las mayores ventajas competitivas de la Casa Rothschild fue su capacidad para procesar información. Antes de que el telégrafo fuera operativo, el valor estaba en quién conocía antes una noticia política o un movimiento de mercado. Allí la familia invirtió sistemáticamente: mensajeros, corresponsales, informantes en cortes y mercados. La red de agentes y de oficinas funcionó como centro de inteligencia empresarial: los Rothschild supieron, como pocos, explotar la anticipación informativa.

Con la aparición de nuevas tecnologías —ferrocarril, telégrafo— la familia las adoptó con rapidez, lo que aumentó su eficiencia. La red de comunicaciones no solo redujo asimetrías temporales en la toma de decisiones; consolidó la sensación de invulnerabilidad: la República de los Mensajeros se transformó en sistema de ventaja técnica. La coordinación de sucursales permitió, en diversos episodios, la realización de operaciones de crédito y de arbitraje a escalas y velocidades que competidores individuales no podían igualar.

La fraternidad organizó también prácticas de mutualismo financiero: en tiempos de crisis, sucursales con liquidez intervenían para sostener otras. Este procedimiento no obedecía únicamente a altruismo familiar; era una inversión en la continuidad del sistema: sostener una rama débil preservaba la red entera. Ese mecanismo de rescate —cooperación contable y transferencias internas— fue una forma de seguro mutuo que reducía riesgos sistémicos para la casa entera.

Por extensión, la disciplina social y las normas internas sancionaban las desviaciones: la traición, la mala fe o la fuga de información podían suponer la expulsión del circuito familiar y la pérdida de la posibilidad de operar en la red. La cohesión fue, entonces, producto de incentivos económicos y de rituales sociales que ponían en correlación la lealtad con la supervivencia patrimonial.

La Casa Rothschild es, en cierto sentido, una tecnología social: una combinación efectiva de parentesco, derecho, comunicación y ritual que produjo una máquina de conservación del capital. Esa configuración plantea dilemas morales contemporáneos evidentes: la institucionalización de la exclusión de ciertos grupos dentro de la propia familia (las mujeres, los no iniciados), el uso de endogamia como instrumento de concentración y el despliegue de dispositivos de secretismo como protección frente a controles públicos. Al mismo tiempo, la historia muestra que esa maquinaria produjo también una notable capacidad organizativa que transformó mercados y financió estados y obras públicas.

La Casa Rothschild muestra que una familia puede, mediante reglas y rituales, fabricar una institución transnacional; que la biología y el derecho pueden combinarse para producir continuidad; y que esas continuidades, a su vez, generan poder que influye sobre las reglas del juego general. Esa observación abre la siguiente cuestión temática: la idea de linajes cerrados y de una aristocracia transgeneracional no es sólo mito conspirativo; es un fenómeno histórico con efectos institucionales concretos. La siguiente parada del relato examina la narración simbólica y crítica de los "13 linajes", la mitología que organiza percepciones sobre continuidad y sobre conspiración, y la necesidad de distinguir entre genealogía verificable y relato operativo.

Capítulo 17: La Compañía de las Indias Orientales: Un Estado dentro de un Estado.

LA IDEA DE QUE EXISTE un conjunto de familias que gobiernan tras bambalinas no es una afirmación histórica neutra sino un arquetipo potente: reúne la inquietud por la continuidad del poder, la fascinación por los linajes y la necesidad humana de ordenar la incertidumbre mediante figuras reconocibles. Presentar esa idea exige, de entrada, una distinción metodológica: entre el valor heurístico de la narrativa —su capacidad para organizar hipótesis sobre la reproducción del poder— y su valor probatorio —la evidencia documental que respalde acusaciones concretas. Este capítulo se sitúa en esa frontera: explora por qué la noción de "trece linajes" resulta persuasiva como mito operativo, cuáles son los mecanismos reales mediante los cuales familias influyentes preservan capital e influencia, y hasta dónde llega la documentación verificable frente a lo que permanece en la esfera de la leyenda.

El linaje funciona como metáfora de continuidad. Nombrar una estirpe es construir una narración que explica cómo se reproducen redes, cómo se transmiten ventajas y por qué ciertas familias parecen persistir en posiciones de privilegio a través de generaciones. Como mito operativo, la genealogía tiene varias funciones: ofrece un eje explicativo para procesos largos (concentración de riqueza, reproducción de élites), habilita una lectura teleológica de la historia (hay un hilo conductor que une eventos) y moviliza emociones (sospecha, temor, fascinación) que son políticamente útiles.

Esa potencia narrativa explica por qué, en el folclore conspirativo y en algunos análisis críticos, reaparece la lista de trece nombres. La cifra trece, además, posee resonancias simbólicas en muchas tradiciones: es peculiar, memorable, mítica. Desde la perspectiva sociológica, la recurrencia de esa cifra y de esos apellidos funciona como diagrama para pensar continuidad y redes transnacionales, incluso si la evidencia muestra que la realidad es más difusa y compleja que una cadena genealógica cerrada.

En determinadas versiones de la tesis, suelen mencionarse linajes como Astor, Bundy, Collins, DuPont, Freeman, Kennedy, Li, Onassis, Rockefeller, Rothschild, Russell, Van Duyn y una supuesta estirpe merovingia. Es imprescindible subrayar, con claridad, que incluir nombres en una lista no equivale a una constatación de crimen organizado, ni a la verificación de una conspiración pancélica. Muchas de estas familias han incidido en la historia por su riqueza, sus negocios, su filantropía o su posición social; su visibilidad las hace objetos de escrutinio público y, en contextos de desconfianza, diana de narrativas que simplifican causas complejas.

La labor histórica y periodística exige separar niveles: documentar redes de influencia, miembros en juntas directivas, vínculos matrimoniales o coincidencias institucionales es trabajo de archivistas y reporteros que deben aportar pruebas; convertir esas constelaciones en prueba de un plan coordinado a largo plazo requiere, además, demostrar intencionalidad, comunicaciones y decisiones concertadas. Es frecuente que la opacidad y la repetición de patrones alimenten conclusiones apresuradas. Este capítulo asume la prudencia: describe prácticas verificables y examina la mitología que las arrima a la idea de linajes coordinados sin aceptar automáticamente la narrativa conspirativa.

Si se desea entender por qué ciertas familias mantienen influencia en el tiempo, hay que mirar las técnicas concretas que reproducen ventaja. Estas técnicas son materiales, institucionales y culturales:

- Matrimonios estratégicos y endogamia controlada: casar herencias y redes no es solo decisión familiar sino estrategia económica. Al unir patrimonios se conservan activos, se sella lealtades y se reduce el riesgo de fragmentación. Los pactos prenupciales, los fideicomisos y las cláusulas de sucesión hacen de la unión matrimonial un dispositivo contractual.

- Fundaciones y vehículos filantrópicos: la creación de instituciones sin fines de lucro permite reproducir influencia cultural y política. Universidades, museos, think tanks y fundaciones mejoran reputación, moldean agendas y facilitan acceso a las esferas de decisión. La filantropía, además, ofrece ventajas fiscales y canales de networking que prolongan el capital simbólico.

- Think tanks, clubes privados y foros: la participación sistemática en foros como Bilderberg, el Council on Foreign Relations o ciertos clubes exclusivos crea redes de confianza. El intercambio informal en esos espacios fertiliza acuerdos que después se traducen en políticas públicas, posiciones de negocio o alianzas estratégicas.

- Vehículos jurídicos y estructuras financieras: trusts, holdings y sociedades pantalla sirven para gestionar patrimonios, proteger nombres de beneficiarios y articular decisiones transnacionales. El uso de estructuras complejas no demuestra criminalidad por sí mismo, pero ofrece herramientas para preservar patrimonio y anonimato.

- Control de medios y narrativa: la capacidad para influir en discursos públicos —vía medios propios, donaciones a redacciones o relaciones con periodistas— permite moderar la imagen pública y defender intereses en la esfera simbólica.

La lista anterior no es exhaustiva, pero muestra que la continuidad de poder descansa tanto en instrumentos formales (leyes, instituciones) como en prácticas cotidianas (matrimonios, redes sociales).

Más allá de la técnica, existe una dimensión psicológica: la idea de pertenecer a una "familia elegida" crea un sentido de misión que puede legitimar prácticas de preservación del privilegio. La sacralización simbólica de la sangre —el relato de un destino dinástico o de una misión civilizadora— funciona como pegamento emocional que refuerza la disciplina y la discreción interna. Ese fenómeno no es exclusivo de un grupo cultural; atraviesa aristocracias, corporaciones familiares y clanes empresariales en diversas latitudes.

Esa psicología del linaje se expresa en ritos de paso, en la construcción de genealogías oficiales y en la transmisión de memoria: archivos familiares, relatos internos y prácticas de iniciación que consolidan identidad. La narrativa de continuidad es útil porque convierte economía en destino; reduce la fricción moral de la acumulación y facilita la cohesión frente a presiones externas.

El recurso a adopciones, a cambios de apellidos o a matrimonios fuera de la órbita estricta presentan otras técnicas genealógicas. En muchos casos, las adopciones patrimoniales (adopciones formales que incluyen cláusulas de sucesión) sirvieron para preservar el control del capital cuando la línea directa se debilitaba. Otras maniobras incluyen la creación de trusts que permiten nombrar beneficiarios sin exponerlos públicamente, o la estructuración de la propiedad mediante fideicomisos que separan titularidad legal y beneficiario real.

Sin embargo, es crucial no confundir estas prácticas con conspiración. Muchas obedecen a reglas económicas y legales diseñadas para gestionar herencias complejas y para proteger a familias ante riesgos políticos o económicos. El problema surge cuando la opacidad se usa para ocultar actividades ilegales: entonces la técnica genealógica deja de ser defensa patrimonial y se convierte en subterfugio.

Aquí es donde la metáfora de la serpiente encuentra sentido operativo: la Estrategia Serpentina configura una interpretación histórica que atribuye a redes familiares y a sus aliados la capacidad de aprovechar crisis, reconfigurar reglas y desplazar soberanías con la lentitud y la insistencia de una estrategia de largo plazo. Lejos de ser una conspiración instantánea, la serpiente sugiere movimientos prudentes: acumulación de influencias, captura de instituciones, creación de marcos legales favorables y reciclaje del capital durante generaciones.

Leer la historia mediante esta táctica permite unir episodios —reformas fiscales, creación de fundaciones, acuerdos internacionales— bajo un patrón interpretativo: las élites actúan con paciencia estratégica, usando instituciones y símbolos para volver permanentes sus ventajas. La metáfora es poderosa porque explica cómo pequeñas decisiones acumuladas, multiplicadas por redes internacionales, producen grandes efectos sistémicos.

Pero la metáfora no sustituye la prueba. Para transformar la Estrategia Serpentina en hecho histórico hay que documentar decisiones concertadas, canales de comunicación y flujos de recursos destinados a objetivos comunes. En muchos casos los investigadores hallan correlaciones y patrones de coincidencia que invitan a hipótesis fuertes; en otros, las conexiones son circunstanciales o explicables por intereses convergentes sin conspiración centralizada.

La tesis de los 13 linajes es poderosa como arquetipo y como herramienta de sentido: ayuda a pensar continuidad, redes y reproducción del privilegio. Sin embargo, su valor explicativo tiene límites claros. El riesgo es doble: por un lado, simplificar procesos complejos reduciéndolos a la acción de un cártel familiar; por otro, delegar en la mitología la explicación de causas sociales que requieren análisis estructural (políticas fiscales, globalización financiera, debilidad institucional).

La alternativa metodológica es combinar: usar la narrativa de linajes como cuadro heurístico para identificar prácticas y redes reales, pero trabajar la evidencia con rigor documental y poniendo a prueba cada inferencia. Revisar archivos, auditar fundaciones, trazar flujos y someter a escrutinio los vínculos formales entre actores son pasos indispensables. Solo así se evita la trampa del mito y se construye una historia que sea a la vez comprensible y rigurosa.

Entender cómo se reproduce el poder es requisito para democratizarlo. Si la continuidad se sostiene en instituciones formales y prácticas culturales, la respuesta no es demonizar familias sino transformar reglas: transparencia patrimonial, registros públicos de beneficiarios efectivos, límites a la captura de instituciones y fortalecimiento del control democrático. Solo así la narrativa de los linajes dejará de ser un escenario de fascinación conspirativa para volverse una guía crítica que permita reparar asimetrías.

Capítulo 18: Banderas de Conveniencia: El mar como territorio sin ley.

LA HISTORIA DE DUPONT es la de una fábrica que devino en dinastía y, con ello, en un polo de poder local que trascendió la mera producción industrial. En esa trama cabe la técnica —la química aplicada, la innovación de materiales— y la política: el entrelazamiento de negocios, influencias públicas y patrimonios familiares que acaban por configurar una forma de poder territorial muy eficaz. Esta es la historia de un linaje que convirtió la propiedad intelectual y la capacidad técnica en músculo social y en capital relacional.

Eleuthère Irénée de Boncourt du Pont —más conocido como Eleuthère Irénée du Pont— llegó a Estados Unidos a comienzos del siglo XIX con la experiencia de la producción de pólvora que había heredado de los talleres franceses. En 1802 fundó la compañía que, originariamente, abastecería pólvora para la joven nación. La fábrica se instaló en el valle del río Brandywine, en Delaware, un lugar que ofrecía agua, piedra y el acceso suficiente a mercados para hacer rentable la manufactura.

Las primeras décadas transcurrieron en registro empresarial clásico: molinos que se transforman en talleres, instalaciones que se expanden conforme la demanda militar y civil crece, y una familia que administra las arcas con el cuidado de quien preserva un capital estratégico en una época de incertidumbres. La compañía DuPont se consolidó tempranamente como suministradora de materias primas de importancia estatal y, por ese canal, fue acumulando tanto recursos como legitimidad local. La fábrica no fue sólo fuente de renta; fue motor de identidad para la región: empleos, infraestructura y patrocinio cultural nacieron alrededor del complejo industrial.

El paso de las generaciones convirtió al capital industrial en capital político. La presencia económica de la familia se tradujo en influencia sobre instituciones locales: donaciones a universidades, ocupación de cargos públicos por miembros de la familia o aliados, y un entramado de relaciones que colocó a DuPont en el centro de las decisiones del Estado de Delaware. Esa influencia no siempre fue explícita ni concertada públicamente; muchas veces operó por canales habituales en sociedades con gran empleador dominante: patrocinio de eventos culturales, financiación de campañas, presencia en juntas y la posibilidad de convocar líderes para resolver crisis.

En términos formales, la familia colocó a sus miembros o a personas afines en organismos clave: juntas de cámara, consejos regionales y comités de planificación que influían en licencias, en la asignación de suelos y en incentivos fiscales. Esa interdependencia —empresa que requiere estabilidad, comunidad que depende del empleo— generó una relación de mutuo interés donde la defensa de la industria a menudo se entrelazó con la definición de políticas públicas favorables. Para Delaware, DuPont fue, en muchos sentidos, sinónimo de modernización y de prosperidad; para DuPont, el Estado fue a la vez mercado y guardián de condiciones estables.

La compañía DuPont no permaneció confinada a la pólvora. A lo largo del siglo XIX y XX diversificó su portafolio: explosivos, químicos finos, polímeros, materiales para la industria; en el siglo XX su transformación fue radical: lideró desarrollos como el nailon, el Teflón y múltiples materiales sintéticos que cambiaron industrias enteras. Esa diversificación técnica se tradujo en ventajas de mercado y en capacidad de influir en cadenas productivas más vastas.

El capital relacional de la familia DuPont se fortaleció mediante alianzas industriales: inversiones cruzadas, participación en consejos de administración de empresas que necesitaban insumos químicos o acceso a mercados, y acuerdos estratégicos con sectores como el automotriz y la manufactura pesada. La relación entre DuPont y General Motors —una historia compleja de inversiones y acuerdos empresariales en el siglo XX— es ejemplo de cómo las sinergias industriales pueden transformarse en influencia recíproca: desarrollos tecnológicos que se multiplican en escala cuando proveedores y usuarios cooperan al más alto nivel.

Ese dominio sectorial se construyó también mediante investigación: laboratorios que generaban patentes, convenios con universidades para formación e innovación y, en general, una inversión sostenida en ciencia aplicada que convirtió a DuPont en un actor indispensable para la industrialización moderna. La máquina técnica que se configuró no fue neutra: materializó ventajas competitivas que, a su vez, alimentaron la autoridad social de la familia.

El poder económico va acompañado de un repertorio cultural que ayuda a normalizarlo. DuPont cultivó legitimidad mediante filantropía —donaciones a museos, colegios, hospitales— y mediante la construcción de narrativas públicas donde la empresa aparece como benefactora del bienestar comunitario. Estas donaciones no fueron gestos aislados: se articulaban con presencia en instituciones de prestigio, cargos honorarios y un uso cuidadoso de las insignias y el patrocinio cultural.

Esa estrategia de soft power funcionó para construir adhesión social: la inversión en educación y en cultura legaba prestigio a la familia y a la empresa; al mismo tiempo, generaba redes de lealtad entre la élite local y los beneficiarios institucionales. El resultado fue una legitimidad simbólica que complementaba la económica: familias influyentes, universidades aliadas y organizaciones culturales se convertían en canales de reproducción de repertorios favorable al statu quo.

Las críticas, cuando surgían, se encontraban con un tejido de apoyo difícil de desanudar: medios locales agradecidos por patrocinio, líderes comunitarios con vínculos fundacionales y una población cuyo bienestar material estaba ligado a la existencia de la fábrica. Esta mezcla de caridad y control simbólico fue parte esencial del poder duPontiano.

Como otras dinastías, la familia DuPont consolidó su posición mediante alianzas matrimoniales y relaciones internacionales que ampliaron su red de influencia. Matrimonios con linajes bancarios, alianzas con familias empresarias europeas y presencia en foros transatlánticos conectaron a la casa con recursos y legitimidades fuera de Delaware. Ese tejido de alianzas facilitó acuerdos comerciales y permitió que el grupo operase con visiones estratégicas integradas: inversión, acceso a crédito y correlaciones políticas transnacionales.

La relación con bancos y casas financieras —en ocasiones mediante matrimonios o acuerdos societarios— permitió tener interlocutores en centros financieros europeos que facilitaron operaciones, refinanciamiento y acceso a mercados de capitales. Es la traducción técnica de una idea simple: el capital no es solo dinero; es también redes de confianza que se reproducen mediante parentesco, contratos y pertenencias a clubes privados. Para DuPont, esa red fue un activo estratégico que le permitió sostener ambiciones industriales más allá de las fronteras de su Estado natal.

El capital industrial requiere, además de mercado, reglas. La historia de DuPont incluye esfuerzos por influir en la regulación que atañía a su industria: desde normas de seguridad hasta aranceles y reglas de comercio exterior. La influencia se practicó por vías diversas: lobby directo, participación en comités técnicos, financiación de estudios que justificaran posiciones regulatorias y presencia en consultorías que asesoraban políticas públicas. En cierto sentido, DuPont profesionalizó la interlocución entre empresa y Estado: sus equipos no sólo producían químicos, sino interpretación normativa favorable.

La capacidad de incidir en la regulación es una forma sana de participación pública cuando busca consensos técnicos y mejora de estándares; se torna problemática cuando la influencia busca privilegios que distorsionan la competencia o cuando oculta riesgos sociales. En la trayectoria de la compañía hay episodios que la sociedad ha reexaminado críticamente, y que muestran los límites de la licencia social que una empresa puede reclamar.

La Casa DuPont ejemplifica la tensión entre el orgullo familiar y la lógica fría de la acumulación. Sus miembros se percibían —y aún se perciben— como custodios de un legado tecnológico y comunitario; a la vez, la reproducción de ese legado exigió decisiones duros y, en ocasiones, opacas: acuerdos empresariales, priorización de intereses corporativos sobre demandas sociales y una defensa institucional que priorizaba la continuidad del negocio.

Como legado, DuPont dejó laboratorios, inventos y también debates: sobre el papel de las empresas en la esfera pública, sobre la apropiación privada de bienes públicos y sobre el equilibrio entre donación filantrópica y captura institucional. No es la historia de una familia maligna ni la de un mito perfecto: es la narración compleja de cómo el poder económico se instituye, cómo se reproduce y qué costos sociales puede implicar.

Por un lado, muestra que la capacidad técnica y la inversión sostenida en innovación pueden transformar una empresa en motor de desarrollo y fuente de bienes públicos. Por otro, recuerda que la centralidad económica conlleva responsabilidades públicas y riesgos: dependencia regional, posibilidad de captura regulatoria y tensión entre interés privado y bien común.

Comprender esa ambivalencia no es mero ejercicio intelectual: es condición para diseñar mecanismos institucionales que preserven los beneficios de la innovación y limiten las externalidades negativas. Regulación transparente, participación ciudadana en decisiones territoriales y controles democráticos sobre influencia empresarial no son solo deseos normativos; son remedios prácticos para equilibrar la asimetría entre dinastías económicas y el interés público.

Capítulo 19: Suiza y el Edicto de 1713: El nacimiento formal del secreto bancario.

ABORDAR LA CONFLUENCIA entre linajes empresariales asiáticos y organizaciones criminales exige, de entrada, una advertencia metodológica: la proximidad geográfica y cultural entre grandes conglomerados familiares y redes ilícitas no implica, por sí sola, culpabilidad. Sin embargo, la historia de la modernización financiera en Asia oriental ha mostrado con crudeza que la superposición de mercados informales, marcos coloniales y fluidos de capital transnacionales crea "zonas grises" donde la legalidad y la ilegalidad pueden convivir y donde la investigación rigurosa es difícil pero necesaria. Este capítulo examina, con cuidado, esa frontera: el papel de linajes visibles en Hong Kong y su entorno, la complejidad del espacio legal post-colonial, las dinámicas atribuidas a organizaciones como las tríadas y las técnicas que permiten la mezcla peligrosa entre capitales legítimos y canales opacos.

Hong Kong no es un caso ordinario; es una ciudad construida sobre la intersección de imperativos comerciales, un derecho híbrido y una historia colonial que produjo instituciones destinadas a mediar entre China y el mundo anglosajón. En ese entramado surgieron figuras empresariales prominentes —empresarios como Li Ka-shing o banqueros de apellido Li en posiciones relevantes— que, por su tamaño y diversificación, se volvieron actores imprescindibles de la intermediación regional. Sus grupos familiares controlaron —y controlan— activos en telecomunicaciones, puertos, infraestructura, bienes raíces y servicios financieros: sectores que convierten a un actor en nodo obligado en cualquier mapa de inversiones en la región.

Esa visibilidad conlleva ventajas y responsabilidades. Un conglomerado que proporciona empleos, infraestructuras y crédito adquiere capacidad de influencia política y social. Al mismo tiempo, su tamaño y su internacionalización lo colocan bajo focos de riesgo: decisiones estratégicas, operaciones transfronterizas y complejos de propiedad pueden atraer escrutinio y, en contextos opacos, especulaciones. La historia de Hong Kong muestra que el capital local se mueve con fluidez entre mercados continentales y centros financieros offshore, y que la frontera entre legítimo y problemático a menudo depende de la diligencia de intermediarios y de la robustez de las normas de compliance.

Para comprender la singularidad de Hong Kong es necesario recordar su condición jurídica: durante más de siglo y medio fue colonia británica con un marco legal basado en el common law; tras la devolución a China en 1997, la fórmula "un país, dos sistemas" preservó durante décadas un estatuto jurídico y regulatorio propio. Esa superposición ofreció ventajas innegables: mecanismos de protección legal atractivos para flujos internacionales y un puente práctico entre capitales chinos y mercados globales.

Esa coyuntura creó, también, una "zona gris" de oportunidades. En tiempos de incertidumbre política o de cambios regulatorios en el continente, Hong Kong funcionó como mecanismo de refugio y de mediación: domicilios, estructuras de holding y vehículos de inversión en la colonia permitían a empresarios y patrimonios canalizar recursos con menor fricción que en otros entornos. La coexistencia de marcos legales distintos —colonial, local y continental— facilitó, en la práctica, estructuras de ingeniería patrimonial complejas que podían adaptarse con rapidez a contingencias políticas o fiscales.

Las tríadas—organizaciones criminales con raíces históricas en el sur de China—han desempeñado un papel histórico en ciertos mercados ilícitos: contrabando, juego ilegal, tráfico y, en ocasiones, protección de redes informales. Su presencia en la región es real y documentada. No obstante, convertir su existencia en un argumento para imputar, sin pruebas, a familias empresariales prominentes sería un exceso. En muchos casos, investigaciones serias han mostrado que las tríadas comercian con economías ilegales que se infiltran en circuitos informales; en otros, que actores privados y criminales han coincidido en intereses puntuales sin que esto implique subordinación o control.

La prudencia exige, por tanto, distinguir niveles: la constatación del delito organizado en ciertos mercados; las investigaciones que documentan vínculos puntuales entre intermediarios y redes ilícitas; y las especulaciones que convierten la co-presencia en conspiración general. Los periodistas de investigación han documentado casos en que ilícitos han utilizado canales de Hong Kong para lavar fondos, pero esos casos, cuando se prueban, implican actores concretos y rutas definidas, no necesariamente una implicación sistémica de una familia empresarial reconocida.

Técnicamente, las formas por las que sectores ilícitos introducen capitales en circuitos legales son variadas y sofisticadas. En el contexto de Hong Kong y de la región, algunos mecanismos recurrentes identificados por analistas de riesgo son:

- Sociedades pantalla y holding chains: empresas constituidas en jurisdicciones con requisitos de divulgación limitados que sirven de titular aparente a activos reales. La complejidad en cascada dificulta la identificación del beneficiario final.

- Comercio basado en facturación (trade-based money laundering): manipulación de facturas de importación/exportación para justificar transferencias de valor entre entidades.

- Bienes raíces y vehículos inmobiliarios: adquisición de inmuebles mediante entidades interpuestas, transformación de capital en activos físicos que mantienen valor y pueden reintroducirse como créditos o ventas difíciles de rastrear.

- Bancos corresponsales y cuentas numeradas: utilización de corresponsales internacionales para girar fondos y aprovechar procedimientos KYC insuficientes en etapas de la cadena.

- Uso de servicios profesionales: abogados, agentes de registro y fiduciarios que, mediante diseño contractual, crean capas de protección para beneficiarios.

Estas herramientas son, en esencia, técnicas financieras; su licitud depende del uso. Donde la regulación y la diligencia son débiles, se convierten en vectores de riesgo. El punto crítico es que estas técnicas son accesibles a quien contrata asesoría sofisticada y a quien opera en jurisdicciones permisivas.

Para entender sin incriminar, imaginemos un flujo hipotético y no atribuido: una empresa A, con sede en una economía con controles cambiarios estrictos, desea diversificar activos fuera del alcance de regulaciones domésticas. Mediante un holding domiciliado en Hong Kong y una sociedad intermedia en una jurisdicción offshore se compra una propiedad en un tercer país. Las transferencias entre las entidades se justifican con contratos de préstamo y consultoría. Los pagos se canalizan mediante bancos corresponsales y se endosan en cuentas aparentemente separadas. Si, en el camino, una de las entidades es utilizada por actores ilícitos para introducir recursos, la arquitectura técnica posibilita que el rastro se diluya.

Es importante subrayar: la descripción anterior no prueba delito del grupo que crea la estructura. Muestra cómo las técnicas legales pueden ser utilizadas por distintos actores y por qué la diligencia y la cooperación internacional son esenciales para discernir usos lícitos de ilícitos. La distinción entre diseño legítimo de protección patrimonial y protección de fondos ilícitos depende, en última instancia, de la transparencia y de la respuesta regulatoria.

Otro elemento crucial en la dinámica regional es la movilidad: residencias, pasaportes y estatus migratorio que facilitan la libertad de movimiento y, con ello, la gestión transnacional del capital. Históricamente, Hong Kong ofreció facilidades de residencia y esquemas de inversión que permitían a ejecutivos y familias gestionar riesgos. A ello se suman regímenes de ciudadanía por inversiones en determinadas jurisdicciones y acuerdos que, para algunas élites, constituyen apalancamiento estratégico frente a crisis políticas.

Este privilegio de movilidad crea asimetrías: quien puede reubicar patrimonio y personas con agilidad reduce su exposición a expropiaciones o controles. Desde una perspectiva de gobernanza global, esa movilidad exige mecanismos de responsabilidad: armonización de normas fiscales, requisitos de divulgación y controles que eviten la creación de bolsas de impunidad asociadas a la migración de capital.

La coexistencia en Asia oriental de poder familiar, zonas grises coloniales y organizaciones criminales hace del análisis un ejercicio delicado: no todo vínculo es prueba y no toda sombra es indicio. La lección provisional que ofrece este capítulo es doble. Por un lado, que la pluralidad de marcos legales y la disponibilidad técnica de estructuras opacas crean riesgos reales de uso indebido del sistema financiero. Por otro, que la investigación responsable necesita separar con cuidado lo supuesto de lo demostrado: documentar flujos, seguir la pista de los beneficiarios y evitar la confusión entre riqueza legítima y actividad criminal sin evidencia.

La respuesta política exige reforzar capacidades: unidades AML bien dotadas, cooperación entre jurisdicciones, fortalecimiento del registro de beneficiarios reales y controles sobre profesiones facilitadoras. Además, hace falta transparencia en grandes transacciones inmobiliarias y la obligación de due diligence reforzada en sectores de riesgo. Solo con instrumentos técnicos y voluntad política se reducen las zonas grises que permiten que mercados ilícitos encuentren canales en economías dinámicas como la de Hong Kong.

El drama de la región no es la existencia de familias fuertes ni de organizaciones criminales per se: es la confluencia de estructuras legales, asimetrías de poder y oportunidades técnicas que permiten la captura de espacios regulatorios. Entender esa confluencia con precisión empírica —sin ceder a la pulsión mitificadora— es condición para diseñar respuestas eficaces. El desafío es político y técnico: cerrar las rendijas sin criminalizar la prosperidad legítima, proteger la innovación empresarial sin renunciar a la transparencia, y construir mecanismos de cooperación que hagan que la arquitectura financiera deje de ser una rendija para el capital problemático y se convierta en un instrumento de desarrollo legítimo y rastreable.

Capítulo 20: Los Rothschild y el Telégrafo: La ventaja informativa como capital.

HAY VIDAS QUE FUNCIONAN como mitos de un siglo: condensan movilidad, riesgo y espectáculo. Aristóteles Onassis construyó la suya con navíos en el mar y con una sociabilidad que unía puertos, salones y palacios. Desde orígenes humildes hasta el dominio de rutas petroleras y la posesión de yates que eran pequeñas corte reales, la biografía de Onassis ofrece una lección sobre cómo el capital moderno se hace itinerante, performa status y genera leyenda. Este capítulo recorre su ascenso, las prácticas materiales de su negocio, sus alianzas matrimoniales y las sombras que siempre acompañan al magnate transnacional.

La imagen fundacional es todavía sensorial: un adolescente que cruza mares, un muchacho que aprende la tarea en cubierta, la cal viva de los muelles marcando manos y trayectos. Onassis nació en la isla de Samos y su vida temprana estuvo marcada por la diáspora, la precariedad y el aprendizaje en la navegación. Pero la biografía no se detiene en la supervivencia: muy pronto su mirada se articula en términos de oportunidad. Donde otros veían riesgo, él veía un negocio posible.

El shipping —el transporte marítimo— en el siglo XX era el centro nervioso del comercio mundial. Tras las guerras, la reconstrucción exigía graneles y, luego, en tiempos del petróleo, tanqueros gigantes. Onassis comprendió esa lógica: compró toneles de acero, reconvirtió buques, diseñó flotillas que interceptaban flujos estratégicos. Su carrera fue la de un operador que supo calcular tiempo y espacio: compraba cuando el mercado estaba deprimido, renovaba su flota y negociaba contratos con estados y compañías que necesitaban movilidad y discreción.

La construcción del imperio naval añade una dimensión técnica: Onassis desarrolló estructuras de organización que le permitieron coordinar flotas en geografías diversas. Bases en puertos neutrales, contratos de flete con cláusulas de arbitraje internacional, oficinas de representación y una gestión del riesgo que asumía volatilidad de precios y de rutas. Es la forma moderna del comercio: la conjunción de capacidad financiera, pericia logística y voluntad de tomar apuestas a gran escala.

Donde hay movimiento de mercancías, siempre hay márgenes. La historia del transporte marítimo arrastra zonas grises: regímenes de bandera, cambiante legislación aduanera, jurisdicciones que ofrecen facilidades. En esos intersticios se han movido tanto capitales lícitos como flujos que las autoridades consideraron moral o jurídicamente problemáticos. La figura de Onassis ha sido acompañada, desde muy pronto, por relatos sobre el tránsito de cargas ambiguas y por operaciones que rozaron la frontera entre lo formal y lo discreto.

Es necesario distinguir con rigor: existen episodios documentados en los que navieras —no pocas, en distintas épocas— fueron utilizadas para trasladar mercancías en marcos jurídicos opacos o con facturaciones complejas; en otros casos se trata de rumores o narrativas que la prensa y la literatura construyeron alrededor del magnetismo de los grandes armadores. Para Onassis, la dificultad interpretativa aumenta por el contexto de la Guerra Fría: rutas sensibles, clientes estratégicos y urgencias diplomáticas que a menudo hicieron del transporte marítimo una actividad con alto componente geopolítico.

Esa ambivalencia no es gratuita: la navegación a menudo exigía flexibilidad frente a embargos, bloqueos o cambios de gobierno. La política, el conflicto y la protección del capital se entrelazan en la historia de muchas flotas; entender el rol de un magnate exige, por tanto, situarlo en esa red compleja donde los contratos no son meramente comerciales sino también estratégicos.

El poder moderno se asienta tanto en redes como en símbolos. Onassis supo combinar la maquinaria industrial con la teatralidad pública. Su matrimonio con Jacqueline Kennedy en 1968 —después de relaciones anteriores y de un primer matrimonio con Tina Livanos— fue, por su carga mediática, un acto de consolidación simbólica: unir la fama política de una primera dama con la maquinaria de un magnate es, en términos performativos, una operación de inscripción en la historia pública.

El gran yate Christina O, las recepciones en salones con candelabros y los banquetes con élites de todo pelaje constituyeron la otra cara del negocio: la sociabilidad como plataforma de legitimación y de ampliación de contactos. En esos salones se tejieron alianzas, se escucharon confidencias y se probaron proyectos. Para Onassis, la capacidad de convocar a presidentes, artistas, polícias y magnates no era sólo ostentación; era una función operativa: la reproducción del prestigio como activo que abría puertas en mercados y gobiernos.

Al mismo tiempo, esa sociabilidad alimentó la leyenda: la prensa, las biografías y el rumor popular construyeron la figura de un "rey" que habita en la penumbra glamourosa del poder. La teatralización del éxito sirve al magnate: convierte en espectáculo lo que en el fondo es una red de decisión y negociación.

En la segunda mitad del siglo XX el encuentro entre grandes privados y aparatos estatales fue intenso. En contextos de Guerra Fría, gobiernos y empresas a menudo se entrelazaron: los armadores facilitaron logística, algunos empresarios actuaron en ocasiones como intermediarios para intereses estatales y las agencias de inteligencia recurrieron a recursos privados cuando la línea entre lo público y lo secreto lo justificaba. En la historiografía existen testimonios y documentos que muestran la intensidad de esos contactos en determinadas épocas y regiones.

Con Onassis, como con otros magnates de su tiempo, el cruce fue complejo: viajó por espacios donde la diplomacia, el comercio y la seguridad coincidían; tuvo tratos con gobiernos latinoamericanos, europeos y del Medio Oriente; y, por la naturaleza de su negocio, fue interlocutor para resoluciones de suministro energético y logístico. De allí nace una zona de sombras: la confluencia legítima de intereses comerciales con necesidades estatales puede producir redes que, por opacas, suscitan preguntas.

Es importante la prudencia: la existencia de contactos entre empresarios y agencias no convierte a uno u otro en cómplice de operaciones ilegales. En muchos casos se trató de cooperación funcional en contextos urgentes. Pero esa cooperación, cuando se practica sin mecanismos de control público, deja huecos éticos y políticos que luego se convierten en motivo de sospecha pública.

La figura pública de Onassis se nutrió del contraste entre lo visible y lo oculto. El gran yate, las compras de arte, las bodas y los itinerarios son escenas de un relato que mezcla triunfo y misterio. La prensa contribuyó a forjar su halo: imágenes trabajadas, notas sobre su círculo de contactos y el interés por los episodios más oscuros conformaron una pátina de fascinación.

A su alrededor circularon leyendas: desde anécdotas sobre maniobras financieras espectaculares hasta versiones sobre operaciones discretas que, verdaderas o no, funcionaron como elementos de la narrativa pública. En ese tejido simbólico, Onassis pasó a representar el arquetipo del magnate transnacional: movilidad, audacia y la capacidad para negociar con estados y con sombras por igual.

El matrimonio con Jackie, y la posterior teatralidad de su vida pública, sirvieron para volver su figura aún más fascinante. Para la opinión, el poder era tanto la habilidad de mover capitales como la capacidad de performar estatus en salones que pocos alcanzan; Onassis lo hizo con eficacia y teatralidad.

Aristóteles Onassis es, por tanto, paradigma de un tipo de poder: el que surge del manejo global de bienes esenciales —en su caso, la logística marítima— y de la habilidad para convertir la movilidad en ventaja estratégica. Su vida enseña tres lecciones claras. Primera: la movilidad del capital exige estructuras institucionales que permitan operar en zonas internacionalmente heterogéneas; la navegación y la bandera son, en buena medida, tecnología jurídica. Segunda: la sociabilidad y el espectáculo público forman parte de la maquinaria del poder; el prestigio es un insumo que facilita acuerdos. Tercera: la historia del magnate transnacional siempre tiene una capa de sombras —una mezcla de relaciones con poderes estatales, de zonas grises en la práctica comercial y de rumores— que exige un examen crítico y documentado.

Onassis, como otros magnates de su tiempo, no cabe en una sentencia sencilla: ni mito ni villano, sino figura compleja cuyo ascenso y cuya práctica ponen en relieve la ambigüedad del capitalismo transnacional. Su leyenda recuerda que los puertos no son sólo puntos de intercambio de mercancías sino espacios donde se negocian lealtades, donde se escriben contratos y donde se forjan, a veces con discreción, los acuerdos que mueven el mundo.

Capítulo 21: La City de Londres: El corazón del imperio en la sombra.

EN LAS ORILLAS DEL mundo antiguo la confianza no siempre venía sellada por notarios ni por testigos públicos: muchas veces llegaba envuelta en una fórmula, en un amuleto, en una inscripción que hacía visible —y eficaz— la promesa. Los Papiros Mágicos Griegos (PGM) forman un corpus heterogéneo de recetas, plegarias, invocaciones y procedimientos rituales que circularon entre los siglos II y V d.C. y que se usaron, entre otras cosas, como tecnologías prácticas para gestionar riesgos comerciales, reputación y clientelas. No son meras curiosidades folclóricas; son testimonios de cómo los mercados antiguos integraron lo simbólico y lo técnico para crear confianza en contextos de incertidumbre.

Imagínese un emporio mediterráneo al atardecer: la luz rasante pinta de oro las ánforas apiladas, las voces de los mercaderes se mezclan con el golpe de los cinceles en las tablillas y, en un rincón del muelle, un pequeño ritual se repite. Un comerciante que acaba de cerrar un trato coloca junto a su puesto una lámina metálica con letras inscritas—un verso, un nombre, una invocación—y la fija con cera en la madera. Para el que pasea, el gesto puede parecer superstición. Para sus clientes y sus socios, es, además de piedad, una certificación: un modo de decir que lo pactado está bajo protección y que quien lo rompa se expondrá a castigos no sólo humanos sino sagrados.

Los PGM se desarrollaron en ese cruce entre lo visible y lo invisible. Dentro del corpus hay desde fórmulas para atraer clientela hasta procedimientos para proteger una embarcación o asegurar la buena fe en un contrato de préstamo. En los centros comerciales del Mediterráneo la magia funcionó muchas veces como una tecnología de reputación: no sustituía la evidencia documental, pero la complementaba, reduciendo la incertidumbre mediante signos reconocibles y costumbres compartidas. El Praktikon, una categoría dentro de los PGM, es paradigmático: son rituales prácticos dirigidos a fines económicos concretos —atraer compradores, encubrir pérdidas, asegurar la entrega— ejecutables por artesanos o mercaderes con instrucciones precisas.

El Praktikon es literalidad técnica: instrucciones paso a paso, materiales, palabras a pronunciar y el momento propicio para la acción. Un Praktikon destinado a garantizar la entrada de clientela podría requerir la confección de una tabla de madera, la inscripción de ciertos nombres, la colocación de la pieza en la entrada del taller y la recitación de un breve himno vespertino. Otro ritual orientado a proteger una carga de viaje indicaba envolver una estatua pequeña con telas consagradas, depositarla en la bodega y citar versos de poetas venerados como garantías solemnes.

El rasgo relevante del Praktikon es su carácter operativo: no se trata de creencias abstractas sino de prácticas estandarizables. En mercados interconectados donde la confianza formal —contratos públicos, fueros estatales— podía faltar o resultar costosa, estas técnicas ofrecían una solución accesible. Además, actuaban como señal de pertenencia a una cultura mercantil compartida: los clientes que reconocían las señales entendían que el mercader formaba parte de una red de prácticas confiables.

Entre las estrategias materiales que documentan los PGM, las figurillas y amuletos ocupan un espacio destacado. Se conservan descripciones de pequeñas estatuillas huecas, recipientes metálicos o laminitas con inscripciones que contenían nombres, peticiones o encantamientos. Algunas de estas piezas eran depositadas en nichos o escondites del local comercial; otras se enviaban como regalos a socios o se enterraban bajo los umbrales para asegurar suerte.

El uso de figuras —figuras de Hermes, deodres personajes populares como el mendigo— respondía a una lógica semiótica: ciertos personajes representaban arquetipos sociales útiles. Hermes, mensajero y protector del comercio, legitima la movilidad y el intercambio; la figura del mendigo, por contraste, apelaba a la compasión y a la reciprocidad, incentivando la generosidad del público. Colocar una figura de estas junto a una mercancía servía a la vez de amuleto y de marca: señalaba al comprador que aquel taller actuaba según repertorios conocidos, que la confianza estaba ritualmente sustentada.

Los PGM no renunciaron a la autoridad de la tradición literaria. Inscripciones con versos homéricos y fórmulas extraídas de textos canónicos aparecen en amuletos y láminas metálicas. En un contexto donde la cultura letrada era un marcador de legitimidad, invocar el canon clásico servía para enlazar la práctica mercantil con una autoridad cultural más amplia. Estos versos, además de su eficacia ritual, funcionaban como garantías semánticas: la invocación de Homero era un recurso de prestigio y, por tanto, de confianza.

Materialmente, se utilizaron laminitas de oro o plomo, inscripciones en cerámica o papiros cifrados. Los papiros en alto Egipto conservan fórmulas que combinan nombres divinos, órdenes y condiciones prácticas. La escritura, en estos casos, no es mero signo estético: es tecnología. Registrar un nombre en una lamina y depositarla en el santuario o en la estatuilla era una manera de "protocolizar" la petición. El soporte físico otorgaba continuidad y, en la cultura mediterránea, dotaba de legalidad simbólica a lo que, de otro modo, sería solo promesa verbal.

La arqueología y la epigrafía han provisto piezas que confirman el uso mercantil de estas técnicas. Inscripciones halladas en contextos de mercado, listas de deudores en tablillas, y papiros con invocaciones comerciales muestran que estas prácticas no eran marginales. En Fayum, Tebtúnis y otros sitios helenísticos y romano-posthelénicos se han preservado textos que mezclan contabilidad y ruegos: se registran pagos, se detallan testigos y, en el mismo documento, se añade una petición simbólica para garantizar el cumplimiento.

Estos hallazgos permiten afirmar con prudencia que la magia comercial fue una tecnología socialmente integrada: se practicó en talleres, se inscribió en archivos familiares y tuvo su registro material junto a las cuentas. No fue un complemento marginal; en muchos casos, fue parte del repertorio habitual del comerciante.

Un punto importante de la interpretación es evitar la oposición simple entre magia y ley. La realidad fue más rica: los rituales actuaban como complemento del derecho; en ausencia de tribunales o de mecanismos de ejecución rápida, el recurso a fórmulas rituales ofrecía una vía de mitigación de riesgo que no suplantaba al contrato sino que lo reforzaba. Si un acuerdo formal fallaba, la reputación de haber realizado los ritos podía influir en la comunidad y en la disposición de testigos para intervenir a favor del oferente.

Así, la magia cumplía funciones pragmáticas: reducción de la incertidumbre, señalización de buena fe y creación de códigos de conducta compartida. El comerciante que cumplía con los rituales públicos estaba enviando una señal creíble: investía en su reputación pública mediante costos simbólicos visibles. En sociedades con redes densas de reciprocidad, ese capital reputacional tenía valor económico real.

La comparación con prácticas contemporáneas no es gratuita: el Praktikon es, en esencia, un ejercicio de branding y de gestión reputacional. Hoy los bancos, boutiques y empresas invierten en certificados, sellos de calidad, marcas y mecanismos de verificación para ganar la confianza del cliente. La magia antigua cumplía funciones equivalentes mediante otros medios culturales. La continuidad no significa identicidad: cambia la tecnología, cambia la retórica, pero persiste la lógica de que la economía necesita mecanismos que conviertan la promesa en confianza.

A partir de aquí se comprende mejor por qué las prácticas rituales persistieron: en ausencia de instituciones estatales robustas o de redes jurídicas eficaces, los mercaderes inventaron repertorios performativos que estabilizaban acuerdos. La historia económica es, en buena medida, la historia de cómo las sociedades han combinado instrumentos técnicos, simbólicos y legales para reducir la fricción de intercambio.

Los PGM muestran que la economía antigua fue experta en teasers simbólicos: no hay que leer la superstición como mero resto irracional sino como técnica social operativa. En los papiros y en las láminas se halla, por tanto, un antecesor de muchas prácticas modernas: el uso de símbolos, el recurso a la marca y la invocación de autoridades superiores para legitimar transacciones. La estatuilla hueca de Hermes y la figura del mendigo —instrumentos de protección y de atracción de clientela— constituyen el siguiente eslabón de esta cadena: objetos materiales que fijan intención y reputación. El capítulo siguiente explora esa pieza concreta: el hechizo de Hermes, la estatuilla hueca y la magia aplicada como tecnología de ocultamiento y protección patrimonial.

Capítulo 22: La Gran Guerra y la Fuga de Capitales: El refugio alpino.

HERMES NO ES SOLAMENTE mensajero ni solo patrón de comerciantes; en la imaginación del Mediterráneo antiguo es el arquetipo del límite: mediador entre orillas, entre lo legal y lo furtivo, entre el templo y la taberna. Su figura encarna la ambivalencia necesaria al comercio: permite el intercambio y bendice el camino, pero también protege a quien debe operar en los bordes de la ley. El hechizo de Hermes no es, entonces, una curiosidad folclórica: es la cristalización de una tecnología social destinada a resolver un problema práctico y permanente del comercio: la incertidumbre de la confianza.

Para un mercader, invocar a Hermes era un acto político y técnico. Político, porque la invocación situaba al acto de comercio dentro de un repertorio reconocido por la comunidad: no se hacía en la clandestinidad del engaño, sino bajo la vista simbólica de un protector admitido por la tradición. Técnico, porque la invocación operaba como un sello: quien colocaba la figura o pronunciaba la fórmula estaba adherido a un procedimiento observable por clientes y colegas, y ese acto aumentaba la credibilidad del ofrecimiento.

La ambivalencia de Hermes—protector de viajeros y de ladrones—no era una contradicción moral sino una ventaja operacional. El comerciante prudente sabe que la frontera entre riesgo y oportunidad es estrecha; necesita a alguien que lo cubra tanto frente a la violencia como frente a la volatilidad de los mercados. Invocar a Hermes era, en cierto sentido, proclamar que se aceptaba esa condición límite y que el comerciante pertenecía a una red con reglas compartidas, ritos reconocibles y sanciones sociales.

Entre los dispositivos más interesantes que surgieron de esa imaginería está la estatuilla hueca de Hermes. No siempre eran esculturas finas; con frecuencia eran piezas sencillas de metal o barro, manufacturadas con intención práctica más que con fines artísticos. La particularidad técnica era que la figura estaba construida como un receptáculo: hueca por dentro, con una tapa o una soldadura débil que permitía introducir pequeños papeles, láminas inscritas o incluso objetos diminutos. Dentro se podía depositar un listado de clientes preferentes, instrucciones codificadas, promesas de pago, nombres de beneficiarios o fórmulas rituales. La estatuilla se convertía así en una caja negra simbólica: contenido secreto accesible solo para quien compartía la clave.

Esa doble función—relicario ritual y depósito de información—hizo de la estatuilla un instrumento ideal para mercados donde la confianza formal era insuficiente. Si un comerciante necesitaba garantizar a un socio que una mercancía estaba comprometida o que cierta suma sería liberada en caso de emergencia, depositaba la prueba escrita dentro de la estatuilla y la sellaba en presencia de testigos. Para el observador externo, el objeto era evidencia de que existía un compromiso; para el iniciado, contenía la clave oculta que permitía ejecutar o reclamar derechos. La estatuilla funcionaba, en la práctica, como proto-fiduciario material: separaba la prueba de su circulación pública, limitando su acceso a actores acreditados.

No siempre Hermes aparecía con su aspecto habitual. En algunas regiones se adoptaron figuras híbridas—babuinos, caninos o seres con rasgos zoomorfos—que cumplían funciones parecidas. El cinocéfalo, la cabeza de perro sobre cuerpo humano propia de ciertas iconografías, fue en algunos contextos local una forma pragmática de potenciar la capacidad apotropaica del objeto: el perro guarda, vela, vigila. Colocar una cabeza canina con cavidad interna junto al umbral del taller equivalía a conjurar la asistencia de un guardián que, para la comunidad, simbolizaba fidelidad y alerta.

Estas variantes muestran una flexibilidad pragmática: lo que importa no es la ortodoxia iconográfica sino la eficacia semiótica. La comunión entre forma y función hace que el repertorio iconográfico se adapte a prácticas locales: en un puerto puede predominar Hermes tradicional; en un mercado fronterizo, la figura del guardián canino puede ofrecer una metáfora más adecuada para la idea de protección. En todas las versiones, sin embargo, la lógica es la misma: transformar la materia en garantía social.

La colocación de la estatuilla no era azarosa. Se la ocultaba en muros huecos, se la enterraba en los cimientos de mostradores o se la incrustaba en dinteles de puertas. Esta fijación espacial tenía una doble finalidad. Por un lado, funcionaba como depósito físico seguro: el objeto permanecía cerca del negocio, accesible a los iniciados y difícil de sustraer sin romper el rito. Por otro, actuaba como marca institucional: quien conocía la ubicación sabía que esa casa o ese taller participaba de una red de protección simbólica. Con el tiempo, al cambiar de propietario, la estatuilla podía quedar como testigo de continuidad: el acto de mantenerla era a la vez adhesión a tradición y garantía de reputación.

Esa memoria institucional se conservaba mediante rituales de transmisión: al traspasar un negocio, el nuevo propietario era invitado a descubrir la estatuilla, a leer lo que contenía en presencia de testigos y a jurar por la imagen a respetar los acuerdos inscritos. La estatuilla, por tanto, era co-autora de la institucionalidad local: no solo protegía contratos, sino que fabricaba un protocolo de transferencia de confianza, un procedimiento que hacía creíble la continuidad del negocio.

La eficacia del objeto dependía de su cuidado. Las prácticas de mantenimiento incluían limpiezas rituales, libaciones, la renovación periódica de inscripciones y, en ocasiones, la actualización de su contenido documental. Mantener la estatuilla no era mero superstición: era invertir en reputación. Los clientes solían preguntar si el taller "mantenía su estatuilla", lo que equivalía a preguntar si seguía afiliado a normas de conducta que la clientela valoraba. El ritual de cuidado, visible y compartido, actualizaba el compromiso social: el acto público de encender una lámpara junto al nicho o de renovar la inscripción era una forma de continuidad pública de lo privado.

Esa legitimación ritual tenía consecuencias legales prácticas. En disputas, la referencia a la estatuilla y a la presencia de testigos en el momento del sellado podía funcionar como prueba moral ante la comunidad. Para sociedades con tribunales formales limitados o costosos, ese tipo de evidencia comunitaria pesaba. La estatuilla era, así, un puente entre la esfera del hecho y la del juicio social: contenía prueba y, por su existencia, generaba una expectativa de cumplimiento.

La analogía entre la estatuilla hueca y el fideicomiso moderno no es metafórica gratuita. Ambos procedimientos separan titularidad y beneficio; ambos ponen en manos de un tercero la custodia material o simbólica de un derecho; ambos establecen reglas de apertura y condiciones de acceso. Mientras que el trust contemporáneo utiliza escrituras y estructuras jurídicas codificadas, la estatuilla empleaba rituales, testigos y prácticas comunitarias. En ambos casos, el hábito social de delegar la custodia a un tercero responde a la misma necesidad: gestionar la complejidad de la propiedad y del riesgo en entornos donde la confianza individual es insuficiente.

Esa continuidad conceptual ilumina una verdad práctica: los instrumentos de invisibilidad y de protección patrimonial no aparecen ex nihilo con la modernidad; arrastran soluciones sociales y técnicas que el comercio inventó en su historia. Comprender la estatuilla como antecesora técnica del trust o del fideicomiso permite ver que la lógica de separar la titularidad real de la exposición pública del patrimonio es antigua y que se funda tanto en necesidades económicas como en repertorios culturales de legitimidad.

La estatuilla hueca ilustra una lección central para este libro: la economía siempre convive con técnicas de ocultamiento que, lejos de ser solamente criminales, responden a problemas reales de confianza y de riesgo. El hechizo de Hermes es, por ello, doble: protege el comercio y naturaliza la ambivalencia moral que el comercio exige. En manos de actores responsables, la estatuilla garantizaba cumplimiento y preservaba reputación; en manos oportunistas, servía para ocultar y para hacer pasar por sagrado lo que era simulacro.

Cuando la modernidad codifica estas prácticas en trusts, sociedades pantalla y regímenes de secreto, ¿qué perdemos y qué ganamos en la traducción legal? La respuesta no es sencilla: ganamos estandarización y protección jurídica, pero perdemos la inmediatez comunitaria que hacía del ritual y de la visibilidad local mecanismos de control social. Comprender esa pérdida es crucial para diseccionar el lenguaje contemporáneo de la opacidad y para diseñar remedios que combinen rigidez técnica con accountability social.

Capítulo 23: El Modelo de Delaware: La competencia por la opacidad interna.

LAS IMÁGENES DE QUIENES venden su alma por un beneficio inmediato no son sólo figuras literarias: funcionan como metáforas muy eficaces para pensar la aceleración moral que a veces acompaña a la acumulación de poder. Hablar de pactos demoníacos o de contratos fáusticos no es, en este libro, invocar lo sobrenatural como explicación literal de la conducta de las élites; es usar una figura arquetípica para nombrar una dinámica real y recurrente: la transgresión instrumentalizada como medio para conservar o aumentar la ventaja. A través de ella se comprenden mejor los riesgos éticos y las rupturas sociales que se producen cuando la presión por mantener privilegios empuja a actores poderosos a normalizar la ilegalidad, la violencia simbólica o la deshumanización.

El caso de Gilles de Rais (siglo XV) se ha convertido en un emblema oscuro de la caída de un privilegiado ante la ruina y la transgresión. Fue un noble francés de fortuna enorme, compañero de armas de Juana de Arco, que terminó procesado y ejecutado tras acusaciones de crímenes atroces. La historiografía ha multiplicado interpretaciones: para algunos, la caída de Gilles es el ejemplo de cómo la ruina financiera y la desesperación moral conducen a extremos; para otros, un entramado de poder judicial y escarnio político. Lo que importa para nuestro análisis no es convertir su vida en alegoría moral sino leerla como síntoma de un fenómeno social: la búsqueda de atajos esotéricos o ilegales por parte de una élite que, sentida en su pérdida, recurre a lo transgresor como intento de restauración de lo perdido.

Gilles buscó remedios en formas que atraviesan lo ritual y lo criminal; sus prácticas, documentadas en procesos y testimonios contemporáneos, se interpretaron como actos de desesperación ante la ruina económica y de la reputación. La lección que queda es dolorosa pero clara: cuando el acceso a recursos y a estatus se siente amenazado, la tentación de romper códigos éticos y jurídicos crece. No es una cuestión de demonios literales sino de mecanismos humanos que, acorralados por la pérdida, prescinden de reglas que antes consideraban inviolables.

Dejando a un lado la lidia con lo mítico, conviene definir con precisión el concepto que usamos: un contrato fáustico es una operación social en la que se intercambian beneficios materiales inmediatos por la renuncia a límites éticos, legales o comunitarios; es una transacción en la que la ganancia se obtiene al precio de la delegación de la responsabilidad moral. En términos sociológicos, es la forma mediante la cual un actor racionaliza una decisión de corto plazo que sacrifica bienes públicos o normas para preservar un capital privado.

El contrato fáustico puede tomar muchas formas institucionales: un acuerdo opaco que exime a una empresa de normas de seguridad a cambio de inversiones locales; la protección política que consiente violaciones de derechos para mantener la estabilidad de un régimen; o la compra de silencio y complicidad mediante rutas financieras que garantizan impunidad. En todos los casos hay una lógica compartida: la convicción de que la ventaja material inmediata justifica la ruptura del arreglo moral previo. Comprenderlo así permite pensarlo como herramienta analítica para identificar patrones contemporáneos, no como una acusación mística.

El contrato fáustico se apoya, con frecuencia, en una cierta cosmovisión ideológica que legitima la excepción. En diversos momentos históricos y en distintas escuelas —desde versiones elitistas de providencialismo hasta reinterpretaciones esotéricas— aparece la idea de que ciertos agentes son "elegidos" por la historia o por la virtud para gobernar la riqueza. Esa creencia es un lubricante moral: convierte la acumulación y la protección del capital en una misión, y con ello relativiza o justifica medidas que, de otro modo, serían inaceptables.

La sacralización del privilegio puede adoptar un ropaje religioso, filosófico o tecnocrático. En la práctica contemporánea, se traduce en discursos que elevan la competencia y la eficiencia por encima de la justicia distributiva, o en narrativas que presentan la seguridad económica como condición de la supervivencia nacional. Tales legitimaciones, cuando se combinan con el acceso a instrumentos legales y financieros opacos, abren paso a una racionalidad perversa: la convicción de que la excepción está moralmente permitida porque sirve a un bien mayor atribuido por el propio grupo de poder.

Una de las paradojas más peligrosas es que la transgresión puede funcionar como dispositivo de cohesión. Ritos de sección, juramentos de lealtad compartidos en espacios cerrados, o prácticas de complicidad (desde pactos de silencio hasta acuerdos de protección mutua) crean una identidad grupal reforzada por la experiencia de haber "cruzado la línea". La culpa compartida se convierte en vínculo: si todos participaron o se beneficiaron, el acuerdo de silencio es más robusto.

Este fenómeno tiene raíces antropológicas: la transgresión ritualizada como prueba de pertenencia es conocido en muchas culturas. En su versión moderna, el rito puede adoptar formas burocráticas o notariales: contratos confidenciales, cláusulas de no divulgación, o la creación de fondos y entidades opacas que sostienen prácticas fuera del escrutinio público. La consecuencia es clara: la misma reserva que sirve para proteger a la comunidad frente a amenazas externas se vuelve instrumento para proteger a la comunidad frente a la ley y a la ética pública.

La vieja metáfora alquímica —convertir lo impuro en oro— reaparece con otra forma en los pactos modernos: transformar activos de dudoso origen en instrumentos lícitos mediante ingeniería legal, doblaje contable y compleja interposición societaria. La analogía con la transmutación no es gratuita: los mismos recursos simbólicos que sirvieron antiguamente para legitimar transacciones (la invocación de santos o de amuletos) se sustituyen hoy por legitimizadores jurídicos (opiniones legales, certificados fiscales, estructuras de fundaciones) que cumplen una función semejante: ofrecer una pátina de legitimidad a lo que, en el fondo, pretende ocultarse.

Ese proceso de "blanqueo" social no es solo técnico; es semántico. El lenguaje de la filantropía, de la cultura y del mecenazgo se vuelve vehículo para redimir capitales y reputaciones. Una fundación patrimonial no solo administra donaciones: muchas veces sirve para reubicar activos, para crear narrativas de contribución pública y para ofrecer un paraguas moral frente a críticas. La transmutación simbólica convierte lo cuestionable en respetable, y en ello radica su eficacia política.

Cuando la práctica del pacto fáustico se institucionaliza, los costos no son solo morales sino sistémicos. Se erosionan reglas básicas que sostienen la cooperación social: el cumplimiento contractual, la justicia distributiva, la responsabilidad pública. A mayor impunidad —legislada o de hecho— mayor incentivo para la repetición. A largo plazo, la reproducción de privilegios mediante excepciones produce resistencia social, polarización y una degradación de la legitimidad del orden político.

La historia muestra que los sistemas basados en excepciones terminan por volverse frágiles. La captura de instituciones, la colonización de canales legales por intereses privados y la normalización del pacto fáustico generan tensiones que pueden explotar en crisis económicas, políticas o morales. La lección es doble: la transgresión individual puede sostenerse por algún tiempo; su institucionalización erosiona la reserva moral y, eventualmente, la propia sostenibilidad del poder.

Hablar de pactos demoníacos y contratos fáusticos es adoptar una metáfora útil para diagnosticar cómo ciertas prácticas —legales, culturales, rituales— sirven para proteger privilegios a costa del tejido público. La metáfora no sustituye la investigación empírica; la orienta. Señala que, más allá de los fraudes puntuales o de los delitos individuales, existe una lógica política que convierte la excepción en regla y que sacrifica normas por preservación de inversiones y de linajes.

Combatir la atracción de lo fáustico requiere restaurar fricciones institucionales—transparencia, controles, rendición de cuentas—y reconstituir una cultura pública que no considere legítima cualquier medio para conservar el privilegio. La metáfora final resuena con brutal sencillez: la serpiente que se enrolla para proteger su huevo puede, con el tiempo, asfixiarlo. Evitarlo exige normas claras, vigilancia social y la capacidad de negarse a convertir la supervivencia del privilegio en excusa para la transgresión permanente.

Capítulo 24: Islas Caimán y el Caribe: De puestos piratas a centros financieros.

LA IMAGINERÍA GOÉTICA —ese catálogo de espíritus con nombres, rangos y funciones que circuló en los grimorios medievales y modernos— no ha quedado recluida en bibliotecas polvorientas. Ha sido reescrita, reinterpretada y, en ciertos ámbitos, instrumentalizada como repertorio simbólico por actores contemporáneos que buscan construir marcos de decisión y cohesión. El Duque Bune, en la tradición, aparece asociado a la prosperidad, la elocuencia y la adquisición de posesiones; en la cultura de las elites modernas su figura funciona, más que como entidad literal, como metáfora operativa: el arquetipo que condensa deseos de expansión patrimonial y la voluntad de controlar narrativa pública. Este capítulo explora esa apropiación simbólica y la transforma en diagnóstico: cómo y por qué se recurre a figuras arcaicas, qué funciones cumplen en la praxis social de poder, y qué riesgos éticos y políticos propicia tal religación ritual.

En los catálogos clásicos de la goetia el Duque Bune aparece descrito por atributos ligados a la prosperidad, la elocuencia y la facultad de mover bienes. Su figura se inscribe en una jerarquía simbólica donde cada entidad cumple un papel arquetípico: algunos representan mando, otros conocimiento, otros, como Bune, la acumulación y la persuasión. En términos históricos, estos textos fueron escritos por autores que mezclaron erudición, folclore y técnicas mágicas destinadas a ordenar una relación entre humano y numinoso; esa relación es, ante todo, performativa: la invocación no es un acceso a una inteligencia externa sino la creación de una escena donde el sujeto se sitúa frente a un relato que le permite articular su intencionalidad.

Es útil recordar que la putativa eficacia de estos repertorios nunca estuvo exclusivamente en el contenido ritual. Lo que hace funcionar a la imaginería goética como tecnología social es su capacidad de ofrecer símbolos que operan como catalizadores psicológicos: nombres precisos, atributos estables y rostros mitológicos que permiten organizar la incertidumbre y dar forma a proyectos inciertos. Bune, en ese marco, es una figura compresiva: resume anhelos de riqueza y de persuasión en una sola palabra.

En contextos contemporáneos —desde retiros ejecutivos hasta círculos privados de reflexión estratégica— el recurso a figuras como Bune se manifiesta, más a menudo, como metáfora ritual que como práctica esotérica directa. Los rituales modernos adoptan la forma de ejercicios simbólicos: ceremonias de asentamiento de intenciones, sesiones de visualización colectiva, lecturas dramatizadas de textos tradicionales. Su función central no es, por tanto, manipular fuerzas sobrenaturales, sino facilitar procesos cognitivos y grupales: clarificar objetivos, fomentar la cohesión, ritualizar la toma de riesgo.

Del punto de vista sociológico, estos rituales operan como tecnologías de decisión. Reunir a un directorio en torno a una escena ritual crea un espacio de suspensión del ruido cotidiano; las fórmulas y símbolos actúan como marcos de atención que alínean voluntades. Invocar a Bune, en ese lenguaje, es nombrar una ambición —expansión patrimonial, clarificación discursiva— y usar la teatralidad como mecanismo para compartir un horizonte de sentido. Lo que importa no es que exista un duque demoníaco, sino que el gesto ritual produce efectos concretos: mayor compromiso, reducción de incertidumbre y una narrativa compartida que legitima decisiones audaces.

En los últimos treinta años han proliferado reediciones, traducciones y adaptaciones de textos rituales que circulan entre colectivos interesados en lo simbólico: artistas, empresarios, coaches y consultores. Muchos de estos grimorios son reinterpretaciones culturales que reconfiguran el lenguaje arcaico en fórmulas metafóricas aptas para la consumición moderna. En el ámbito corporativo, su uso va desde el recurso retórico en talleres de innovación hasta la producción de "piezas" escénicas que acompañan procesos de cambio organizacional.

La circulación de estos repertorios no responde únicamente a una moda esteticista. Tiene que ver con la creciente profesionalización de la cultura del significado en empresas: se demanda no solo eficiencia técnica sino también sentido compartido. El material ritual se ofrece como insumo simbólico para crear esa cohesión. Sin embargo, la apropiación corporativa plantea una tensión ética: la privatización de símbolos sagrados o comunitarios y su instrumentalización para fines de rentabilidad suscitan prácticas de expropiación cultural que merecen crítica.

La teatralidad ritual contemporánea suele apoyarse en objetos: medallas simbólicas, libros de directiva "consagrados", placas con frases, y otros "objetos de poder" que funcionan como recordatorios físicos. Para los grupos que adoptan estas prácticas, el objeto actúa como testigo y como estímulo: un talismán moderno que remite a un pacto interno. A diferencia de los grimorios antiguos, estos artefactos no contienen fórmulas supuestamente eficaces por sí mismas; contienen memorias de intención y funcionan como anclas motivacionales.

Es importante subrayar la diferencia entre uso simbólico y instrucción operativa. El valor de estos objetos reside en su capacidad para sostener un compromiso ético y operativo dentro de un grupo: recordatorios de metas, sellos de identidad colectiva, emblemas de lealtad. El riesgo aparece cuando el objeto se convierte en tapadera: cuando la mera presencia de símbolos sustituye controles institucionales y la rendición de cuentas.

En algunas corrientes de apropiación moderna se constituyen verdaderas "trinidades" simbólicas: figuras que cubren funciones complementarias —autoridad, discernimiento, prosperidad— y que se combinan para articular un proyecto comprensivo. En ese juego, Bune puede formar parte de una tríada que incluye por ejemplo un patrón de dirección, un demiurgo de narrativas y el agente de prosperidad. Esta construcción de roles refleja la economía organizacional: distribuir funciones simbólicas es equiparar, en lo imaginario, la tripartición operativa que una empresa necesita (decidir, comunicar, capitalizar).

Los rituales contemporáneos que invocan arquetipos goéticos funcionan con frecuencia como prácticas de "preparación psicológica". Para líderes sometidos a decisiones de alto riesgo, la escena ritual hace el papel que en otros tiempos cumplían la confesión, el consejo del mentor o la ceremonia de pasaje: disminuye la ansiedad, construye un relato coherente de propósito y legitimiza la elección. Desde la psicología social se entiende esto como una forma de economía emocional: ritualizar una decisión reduce sus costes afectivos y facilita la ejecución.

Pero aquí surge un problema ético: ritualizar la transgresión puede normalizarla. Si el gesto ritual se usa para "blanquear" decisiones cuestionables —externalidades ambientales, opacidad fiscal, explotación laboral— la teatralidad funciona como mecanismo legitimador que amortigua la crítica. La tarea de la reflexión pública es distinguir entre rituales que preparan y fortalecen una decisión responsable y rituales que funcionan como cortinas de humo para prácticas no defensables.

La tesis central que se impone es la necesidad de separar el valor simbólico del rito de su uso instrumental. Invocar a Bune como metáfora para articular una ambición empresarial tiene valor heurístico y puede mejorar la cohesión interna. Pero su uso como dispositivo de inmunidad moral —un sello que exime a quien lo ostenta de rendir cuentas— es inaceptable. La cuestión ética es doble: por una parte, proteger la integridad cultural de tradiciones que no pueden ser mero catálogo de técnicas; por otra, resistir la tentación de usar la teatralidad para sustituir controles institucionales.

La respuesta política y organizativa pasa por normas claras: transparencia en procesos decisorios, rendición de cuentas sobre resultados económicos y sociales, y límites éticos que impidan que la ritualidad sirva para eludir obligaciones. El simbolismo puede ser potencia; su abuso, peligrosidad.

Las invocaciones modernas al Duque Bune y a figuras afines son, en la mayoría de los casos, prácticas simbólicas que responden a necesidades reales: construir sentido, alinear equipos, gestionar ansiedad. Reconocer su valor práctico no debe llevarnos a naturalizar su empleo como instrumento de impunidad. La apropiación ritual es legítima cuando se articula con transparencia y responsabilidad; se vuelve perversa cuando se convierte en lenguaje de fachada para prácticas que dañan a terceros.

Comprender la persistencia de símbolos arcaicos en la vida de la élite contemporánea ayuda a explicar cómo la legitimidad se fabrica hoy. Pero también exige prudencia: nuestras sociedades necesitan herramientas para diferenciar el valor espiritual de la ceremonia del valor jurídico de la norma y para asegurar que la teatralidad del poder no reemplace la justicia ni la rendición de cuentas.

Capítulo 25: La Logia P2 y el Banco Ambrosiano: Religión, política y dinero negro.

ENTRAR EN EL CLARO de las secuoyas donde se celebra Bohemian Grove es entrar en un teatro de la intimidad poderosa. No es un anfiteatro cualquiera: es un recinto natural que fue deliberadamente elegido y moldeado para producir efectos de recogimiento y exaltación. Los árboles, esculturas y plataformas forman una arquitectura de privacidad que, en sí misma, actúa como prefacio de la ceremonia: la luz que se filtra entre las copas, el olor de la resina y el silencio que anticipa encuentro con la solemnidad. Allí se celebra, desde finales del siglo XIX, una reunión anual de hombres que ocupan posiciones de influencia: ejecutivos, políticos, militares, intelectuales, artistas; una congregación cuya privacidad es parte constitutiva del ritual.

El escenario físico tiene su propio guion. Una vasta explanada limpia entre secuoyas es el corazón del Grove; una tarima de madera se eleva para la representación; y, en una zona protegida, se alza la estatua del búho —símbolo del lugar—, figura que domina el claro con una mezcla de imponencia y ambigüedad. El retiro, que suele durar varias semanas, combina ocio, conversación y una dramaturgia ritual que alcanza su cénit en la llamada Cremation of Care, la Cremación del Cuidado: una ceremonia teatral en la que una efigie simbólica llamada "Care" —la Carga de la Preocupación— es quemada ante la asamblea.

La liturgia de la cremación sigue una dramaturgia intencional. Al caer la noche, los participantes se reúnen en filas, las antorchas se encienden y una procesión conduce la efigie al altar improvisado. Hay cantos, lecturas y una representación que mezcla ironía, solemnidad y catarsis colectiva. La efigie, confeccionada como representación de las angustias que acompañan al ejercicio del poder—preocupaciones por la responsabilidad pública, por las obligaciones del cargo—es colocada en la hoguera y consumida. El gesto simbólico es claro: quemar la preocupación para recuperar libertad de acción, soltar ataduras morales o administrativas por unas horas y permitir una fraternidad que opera al margen de la vigilancia pública.

El búho, animal nocturno y figura central del Grove, funciona como totem y como metáfora. Es la imagen que mira desde la penumbra, que conoce los ritos y que preside la ceremonia como testigo perenne. La iconografía no es inocua: el búho reúne las nociones de sabiduría, nocturnidad y visibilidad selectiva —ver sin ser visto—, rasgos que armonizan con la estrategia social del retiro: un espacio donde la discreción y la reciprocidad crean un plano de confianza privada que luego sirve de plataforma relacional en lo público.

Lo que ocurre durante y después de la Cremación tiene varias capas de significado. En lo psicológico, el rito actúa como mecanismo de alivio: liberar la carga de la "carga de la preocupación" permite que los asistentes suelten tensiones, se muestren más abiertos y, en muchos relatos, hablen con mayor franqueza. En lo social, funciona como ejercicio de cohesión: participar del rito es recomponer un pacto de pertenencia que exige discreción posterior. Y en lo político, produce un efecto problemático para la democracia: conversaciones informales y alianzas que se tejen lejos del escrutinio público pueden traducirse en decisiones o influencias que afectan al interés general, pero cuya negociación no se somete a controles y rendición pública.

No es lo mismo una conversación privada que un arreglo formal; sin embargo, la experiencia colectiva humana muestra que las confidencias y acuerdos logrados en un contexto de confianza suelen sobrevivir a su origen ritual y se convierten en zócalos de acción concertada más adelante. En el Grove, entre fogatas, se estrechan lazos y se intercambian confidencias que, en ocasiones, han alimentado agendas comunes fuera del retiro. Aquí reside la crítica política esencial: la existencia de un foro tan cerrado de deliberación entre actores poderosos plantea una tensión con los principios de transparencia y rendición propios de sociedades democráticas.

Conviene, sin embargo, distinguir entre la teatralidad del retiro y la supuesta conspiración sistemática. Bohemian Grove es, en buena parte, un espacio privado de sociabilidad que conjuga ocio con rito; muchas de las reuniones allí no constituyen planes ejecutivos de Estado o de mercado, sino conversaciones personales, confesiones y diversión. No obstante, la opacidad del lugar —su condición de foro limitado a quienes tienen acceso por lazos previos— produce, de forma inevitable, oportunidades para la cooptación informal y para el entrelazamiento de intereses que no se producen en la esfera pública. La historia moderna está llena de ejemplos donde pactos informales, nacidos en salones privados, terminaron influyendo en decisiones públicas; no es necesario invocar conspiraciones omnipresentes para reconocer que la existencia de dichos espacios genera un problema de legitimidad.

La atmósfera del Grove favorece, además, la transgresión ritualizada: la remoción temporal del traje público permite el intercambio de anécdotas crudas, confesiones personales y la expresión de impulsos que, en ambientes formales, quedarían reprimidos. Ese efecto desinhibidor cumple funciones psicosociales: la fraternidad fortalecida sirve para sostener lealtades; al mismo tiempo, puede erosionar la distancia crítica que los cargos públicos exigen. La Cremación del Cuidado, en este sentido, aparece como ceremonia de desresponsabilización ritual —no en el sentido de incitar a la ilegalidad, sino como mecanismo de alivio que reduce la carga moral del ejercicio del poder—. El problema surge cuando ese alivio se interpreta como licencia para actuar sin consideración pública o para cerrar redes de complicidad fuera del escrutinio.

Desde la perspectiva de quienes observan la democracia, el Grove pone en jaque un principio elemental: la separación entre la esfera privada y la esfera de la decisión pública. Mientras la libertad de asociación y la privacidad son derechos legítimos, el hecho de que quienes ocupan cargos de poder se reúnan en espacios sin mediación pública y sin reglas de transparencia complica la capacidad de la ciudadanía para entender quiénes influyen, cómo se forman consensos y en qué marcos se diseñan políticas. El problema no radica únicamente en la existencia del retiro, sino en el déficit de mecanismos que aseguren que la deliberación informal no suplante la deliberación democrática estructurada.

La historia pública del Grove no puede entenderse sin recordar la genealogía del club que lo organiza: fundado por artistas y profesionales bohemios en una ciudad de empresarios y periodistas, el Bohemian Club evolucionó hacia una organización donde las distancias entre cultura y poder se redujeron. La presencia de altos ejecutivos y líderes políticos no apareció de inmediato; fue el resultado de una convergencia histórica que transformó un círculo de sociabilidad en una red influyente. Con el tiempo, el Grove se convirtió en una especie de mundanidad ritual: un lugar donde el ocio público se mezcla con la construcción informal de poder.

Las críticas públicas al Grove han sido persistentes: desde preocupaciones sobre la ocultación de la deliberación política hasta la protesta por la exclusión de mujeres y por la naturaleza elitista de los encuentros. Los defensores insisten en el derecho a la privacidad y en el carácter recreativo del evento; los críticos señalan la desigualdad de acceso y la tensión institucional que entretejerá la práctica privada con la responsabilidad pública. Ambas posiciones contienen verdades: la libertad de reunión es legítima en una sociedad libre; pero cuando la reunión congrega a quienes toman o influyen en decisiones públicas, la ciudadanía reclama, con razón, explicaciones sobre la naturaleza y los límites de esas conversaciones.

La cremación ritual es, finalmente, una metáfora viviente: el acto de quemar la figura de la preocupación simboliza la aspiración a liberarse del peso del deber; al mismo tiempo, nos recuerda que los rituales que liberan no son neutros cuando sirven a actores con poder decisorio. En ese sentido, la ceremonia condensa las tensiones mayores del libro: la interacción entre lo simbólico y lo técnico, entre el rito privado y la decisión pública, entre la fraternidad cerrada y el interés común.

Si existen foros donde la élite puede reasignar su carga moral y organizar alianzas en la penumbra de la privacidad, ¿qué formas adoptan otras organizaciones que aspiran a influir en el Estado desde la clandestinidad estructurada? La respuesta nos lleva a Propaganda Due: una logia que intentó, mediante infiltración sistemática, convertir la penetración institucional en proyecto político. Allí veremos cómo la combinación de redes privadas, rituales de lealtad y capacidades organizativas puede transformarse en intento deliberado de captura del Estado.

Capítulo 26: Operación Blancanieves: Infiltración y borrado de registros.

LA HISTORIA DE PROPAGANDA Due (P2) no es la de una logia masónica convencional que discute simbologías en la penumbra: es la narración de cómo una organización privada, con rituales y jerarquías propias, intentó articular una red de poder paralelo capaz de penetrar el interior del Estado. Bajo la batuta de Licio Gelli la P2 dejó de ser asociación de sociabilidad para convertirse en proyecto de captura institucional. Analizarla exige separar hechos probados —actas, allanamientos, procesos judiciales— de hipótesis que circularon en la prensa y en la cultura política; supone, asimismo, comprender los mecanismos concretos con que una organización puede penetrar ámbitos decisorios.

Propaganda Due tuvo un comienzo común a muchas sociedades fraternales: reuniones, intercambio cultural, redes de amistad. Pero a partir de su reactivación y reestructuración en las décadas de 1960 y 1970, bajo la dirección de Licio Gelli, cambió de naturaleza. Lo que se inició como una logia de camaradería fue tomando forma de organismo con objetivos políticos explícitos: constituir una red de influencia que pudiera, mediante el reclutamiento selectivo y la coordinación, incidir en decisiones públicas.

La metamorfosis se apoyó en tres vectores: la disciplina interna, la centralización de información y la promesa de protección recíproca. La organización ofrecía a sus miembros no solo pertenencia sino servicios: acceso a contactos, respaldo frente a problemas y, sobre todo, la posibilidad de insertarse en una trama que prometía ventajas de carrera y de poder. Esa promesa, traducida en fichas y en documentos de planificación, fue la que permitió convertir la fraternidad en aparato.

Licio Gelli fue la figura central que imprimió ritmo y ambición al proyecto. Carismático y hábil en el arte del contacto, Gelli supo enlazar empresarios, militares, jefes de inteligencia, jueces y periodistas. Su perfil público oscilaba entre el gestor cultural y el operador pragmático; su método fue el reclutamiento selectivo: identificar posiciones clave y ofrecer, a cambio de lealtad, la posibilidad de ascenso o de estabilidad.

Gelli no inventó la captura del poder; profesionalizó su técnica. Tenía una retórica que combinaba anticomunismo, restauración de orden y promesas de modernización. A muchos les pareció una opción razonable en una Italia marcada por la violencia política y la inestabilidad; a otros, un instrumento peligroso por su potencial de subversión institucional. En el corazón de su estilo estaba la convicción de que las redes privadas podían y debían corregir lo que él percibía como decadencia política.

El 17 de marzo de 1981 el universo P2 cambió de categoría ante la opinión pública: la policía allanó Villa Wanda, la residencia de Gelli en Arezzo, y puso al descubierto documentos y una larga lista de nombres que describían la membresía y la red de la logia. Ese hallazgo materializó lo que muchos sospechaban: que no se trataba de un club inocuo. Los papeles incautados contenían fichas, cargos, proyectos y propuestas operativas que mostraban la extensión de la red y ofrecían pistas sobre su ambición de penetrar los aparatos del Estado.

La lista, difundida en parte por la prensa, produjo un terremoto político. Entre los nombres aparecían figuras de la vida pública, empresarios, militares y funcionarios; su presencia en el archivo no implicaba necesariamente culpabilidad penal, pero sí evidenciaba la existencia de vínculos personales que, en tiempo de crisis, podían activarse en favor de la organización. La redada mostró además la sofisticación de la logística documental de la P2: expedientes de seguimiento, fichas, propuestas y un plan de acción que ya no era solo retórica sino instrumento operativo.

Entre los documentos más inquietantes se mencionó un proyecto que, en algunos extractos, se denominó como "Plan de Renacimiento Democrático" o con fórmulas análogas: una serie de medidas y propuestas que, de implementarse, habrían reconfigurado el funcionamiento institucional del país. Los puntos incluían recetas administrativas, cambios en la estructura de medios, reorganización de cuerpos de seguridad y propuestas para pre-colocar aliados en puestos estratégicos.

Es preciso advertir que la existencia del documento y su contenido fueron objeto de debate: algunos lo interpretaron como plan operacional; otros como documento de trabajo que articulaba aspiraciones y diagnósticos sin calendario de ejecución. En todo caso, la presencia de un plan con ese tenor en archivos internos de la P2 confirmó que la logia no aspiraba solo a redes sociales sino a transformaciones estructurales en la gobernanza del país.

La estrategia de infiltración de la P2 fue deliberada: identificar puntos de apalancamiento en el Estado —servicios de inteligencia, fuerzas armadas, magistratura, policía, medios— y procurar colocar allí miembros o aliados. Donde la transparencia es débil y el acceso al poder depende de contactos, esta táctica resulta efectiva. Documentos y testimonios de investigaciones posteriores mostraron que la P2 desarrolló un sistema de fichaje, seguimiento y colocación profesional que no era meramente simbólico.

En cuanto a las vinculaciones con episodios de violencia política, la historia italiana de las décadas de 1970 y 1980 está marcada por la presencia de terrorismos múltiples y por maniobras de desestabilización que, en investigaciones judiciales, apuntaron a entramados complejos que incluyeron grupos de ultraderecha, servicios de inteligencia y actores privados. En algunos procesos se investigaron conexiones entre sectores de la P2 y episodios de violencia; en otros, las pruebas no fueron concluyentes. La conclusión prudente es que la posibilidad de explotación de redes institucionales por parte de actores que deseaban instrumentalizar la violencia existió y fue objeto de indagaciones que, en varios casos, revelaron colisiones peligrosas entre servicios, extremismos y operadores privados.

Una de las herramientas más eficaces de la P2 fue la acumulación de información comprometedora: expedientes, fotografías, reportes y escuchas que podían actuar como palanca de coacción. El archivo se convirtió en un arma: poseer datos equivalía a tener capacidad de presión. El chantaje mediante información —la amenaza tácita de revelar escándalos, relaciones o irregularidades— permitió a la organización consolidar lealtades y neutralizar resistencias.

Ese uso instrumental de la documentación fue denunciado en múltiples ocasiones y constituye uno de los aspectos más sombríos del caso: la acumulación de expedientes comprometidos no sirvió solo para proteger a miembros de la red, sino para condicionar decisiones públicas. La posesión de archivos privados convirtió a la P2 en una suerte de cámara de presión que, según testimonios y líneas de investigación, empleó la amenaza de exposición como medio de control.

La proyección de la P2 no quedó limitada a Italia. Sus vínculos se extendieron a Latinoamérica, donde regímenes autoritarios y elites locales ofrecían terreno fértil para operaciones que buscaban aliados y protección. Documentos y testimonios señalan contactos con dictaduras y con actores políticos de la región, en los que la P2 procuró intercambiar asesorías, conocimiento organizativo y recursos. El patrón era doble: por un lado, la P2 buscaba apoyo y legitimación internacional; por otro, ofrecía su experiencia en tácticas de cooptación y gestión de redes.

La expansión transnacional evidenció que la organización no era local ni parásita exclusivamente de la política italiana: aspiraba a ser nodo en una red global de actores que compartían una visión de orden y que necesitaban canales discretos de influencia y coordinación. Esa internacionalización complicó la respuesta judicial y política, porque implicó diplomacia, jurisdicciones diversas y la interacción con regímenes con distintas percepciones del derecho y la transparencia.

La exposición pública de la P2 provocó un tsunami político: investigaciones, juicios parciales, procesos parlamentarios y reformas institucionales. El escándalo desnudó fragilidades de la vida republicana italiana: la porosidad entre lo privado y lo estatal, la existencia de redes de influencia no sujetas al escrutinio y la posibilidad de que organizaciones civiles se transformaran en instrumentos de captura. El resultado fue una recomposición normativa y una sensibilización pública sobre la necesidad de controles más estrictos sobre asociaciones, sobre la rendición de cuentas de funcionarios y sobre la protección de archivos oficiales.

El legado de la P2 deja preguntas abiertas: más allá de las sanciones judiciales individuales, ¿cómo reparar los daños de una red que intentó infiltrarse en las instituciones? ¿Qué reformas resultaron suficientes, y cuáles fueron las limitaciones del sistema judicial para establecer responsabilidades plenas? La respuesta partió por la mejora de controles sobre sociedades discrecionales, por la vigilancia de asociaciones y por una reconfiguración del debate sobre transparencia.

La existencia de redes clandestinas demuestra la fragilidad de las fronteras entre el Estado y el poder privado. La siguiente pregunta que este relato coloca ya en tensión es ilustrativa y sombría: cuando esos mecanismos fallan o son cooptados y las redes pierden su capacidad de protección mutua, ¿qué precio pagan los actores que previamente se sentían invulnerables? La historia de Roberto Calvi, el banquero cuya muerte y caída del Banco Ambrosiano se entrelazan con estas tramas, ofrece una respuesta dramática que el próximo capítulo reconstruye con detalle.

Capítulo 27: Eurodólares: El mercado que escapó al control de los bancos centrales.

LA NOCHE EN QUE ROBERTO Calvi apareció colgando bajo Blackfriars Bridge fue, para quienes seguían el caso del Banco Ambrosiano, la escena definitiva: una imagen que condensaba en un gesto todas las sombras acumuladas por años de movimientos opacos y de redes enmarañadas. No sólo había muerto un banquero; parecía que la ciudad había arrojado a la intemperie el cuerpo de un sistema entero: la banca, la Iglesia, logias y entidades que habían construido una arquitectura de protección y que, de pronto, se mostraban con sus juntas rotas.

El Ambrosiano no nació como un laboratorio del escándalo. Fue creado con vocaciones comerciales y con ambiciones de expansión internacional, y durante años operó como un banco de corresponsalías, de relaciones empresariales y de financiaciones de todo tipo. Su estilo —largas redes de empresas pantalla, préstamos a sociedades de difícil trazabilidad, corresponsalías en plazas diversas— lo convirtió en actor central en espacios donde la banca privada y la finanza internacional se mezclaban. Pero la misma estructura que permitía operaciones rápidas y flexibles acarreaba también riesgos: dependencia de confianza recíproca, exposición a deudores problemáticos y una morfología contable que hacía del rastro un laberinto.

Con el tiempo, comenzaron a aparecer grietas: balances inconsistentes, partidas dudosas y un déficit patrimonial cuya magnitud sorprendió a los observadores. Cuando las asimetrías líquidas y las obligaciones no pudieron ocultarse más, la crisis se desató. La "gran pérdida" que se atribuyó a la caída del banco —esa suma que circuló en los archivos de la prensa y en las investigaciones— mostró que la entidad había dedicado recursos a circuitos que no eran plenamente públicos; algunos de esos circuitos tocaban intereses eclesiales, empresariales y posiblemente criminales. El pánico entre corresponsales y clientes precipitó la caída.

En el centro de esa maquinaria estaba Roberto Calvi: un directivo con perfil público y con una vida privada que alternaba entre la piedad, la ambición y la red de relaciones que le dieron tanto poder como vulnerabilidad. Calvi fue un gestor que supo tejer correspondencias internacionales y que, en algún momento, se encontró al frente de una entidad demasiado compleja para ser sostenible sin redes de protección externas. Se lo retrata en fotografías con corbata, en cenas y en salas de juntas; se lo nombra en diarios como un operador que movía capitales con una mezcla de destreza técnica y discreción dramática.

La caída del banco colocó a Calvi en el punto de la mira: las autoridades italianas comenzaron a interrogar préstamos y vínculos; periodistas investigativos buscaron conexiones con entidades eclesiásticas; por su parte, la exposición de la logia P2 y los documentos que emergían con el tiempo añadieron aún más presión pública. En ese clima, su figura se volvió problemática: artífice del crecimiento y ahora símbolo del agujero financiero descubierto.

La quiebra del Ambrosiano dejó un hueco patrimonial que sacudió a numerosos acreedores y relacionó a distintas jurisdicciones: empresas, estados y familias que esperaban cobros se encontraron ante balances que no resolvían la pregunta clave: ¿dónde había ido a parar el dinero? Los préstamos cruzados, los negocios con sociedades pantalla y la multiplicidad de jurisdicciones implicadas convirtieron la tarea de trazabilidad en una odisea. Para auditores y fiscales, el problema no era sólo técnico: era político y simbólico. El banco, que había tejido relaciones con la Iglesia y con actores poderosos, se desmoronaba dejando tras de sí una estela de demandas y reclamos.

El 18 de junio de 1982 el cuerpo de Calvi fue encontrado bajo Blackfriars Bridge, en la ribera del Támesis. La elegancia del hallazgo —un traje, dinero en diversas monedas y, sobre todo, cinco ladrillos en sus bolsillos— convirtió la escena en un palimpsesto donde lo forense se mezcló con lo simbólico. El lugar —denominado por sus connotaciones religiosas y por la historia misma de la City con sus logias y órdenes— alimentó interpretaciones inmediatas: ¿suicidio dramático? ¿ejecución ritual? ¿ajuste mafioso? Los ladrillos, hallados a la vez, suscitaron lecturas paralelas: algunos les dieron sentido masónico; otros, sentido práctico; otros aún, simple extrañeza.

Los primeros peritajes en Londres dieron lugar a conclusiones preliminares que no cerraron unívocamente el caso; se habló de ahorcamiento y de caída, de heridas compatibles con violencia y de indicios que no podían ser explicados sin más. Aquel cadáver colgante, con objetos en los bolsillos y la ubicación elegida, se convirtió en símbolo: la opacidad financiera atravesada por la violencia. Para la opinión pública italiana y para la prensa internacional, la imagen fue un argumento más poderoso que cualquier acta: la idea de que la red había devorado a uno de los suyos.

Desde la primera hora se abrieron varias hipótesis. La hipótesis del suicidio —la versión inicial en algunos informes— encontró detractores porque no explicaba con claridad ciertos detalles de la escena ni las presiones que rodeaban al banquero. La hipótesis del asesinato, sostenida por peritajes posteriores y por la evolución de la investigación, apuntó a la posibilidad de que Calvi hubiera sido eliminado por haber fallado en sus deberes de protección o por haber entrado en conflicto con actores que controlaban canales opacos de poder. Esta última línea ganó espacio cuando surgieron indicios de que figuras del crimen organizado y de redes de protección transnacional habían interactuado con el Ambrosiano.

Entre las versiones circulantes se mencionaron la participación de grupos mafiosos —con motivaciones vinculadas a impagos o a traiciones—, la acción de operarios de redes de protección que habrían juzgado indispensable eliminar a quien amenazara exponer la trama, e incluso la hipótesis de ajustes derivados de traiciones internas en la red financiera. Los papeles de la P2, la complejidad de relaciones con el IOR y la presencia de documentación comprometida volvieron la investigación en un mosaico difícil de recomponer: faltaban piezas, algunas evidencias se habían perdido y las rutas de dinero resultaban innumerables y cruzadas.

A la hora de señalar actores potenciales que pudieron haber querido la muerte de Calvi aparecen nombres y colectivos en documentos y testimonios: elementos de la mafia italiana investigada en esos años, operadores financieros que se vieron perjudicados por el colapso, y redes de protección que podían percibir a Calvi como un riesgo. Pero hay que subrayar algo central: probar la autoría de un crimen requiere evidencias jurídicas claras; la presencia de móviles plausibles y de sospechosos no equivale a veredictos. Las investigaciones posteriores se encontraron con pruebas fragmentarias, con testigos cambiantes y con una red de jurisdicciones que dificulta la acumulación de pruebas concluyentes.

Por eso las hipótesis deben leerse con cautela. Hay indicios, documentos y testimonios que apuntan hacia complicidades graves; también hay vacíos probatorios y procedimientos judiciales que no siempre cerraron con condenas definitivas. La historia de Calvi es, en este sentido, una historia de sombras que se entrelazan con hechos incontrovertibles: el banco se derrumbó, surgió un agujero patrimonial y el banquero apareció muerto en circunstancias que levantaron dudas profundas.

El caso tuvo repercusiones que trascendieron la figura de Calvi: alimentó investigaciones públicas sobre la relación entre el Ambrosiano y el IOR; forzó a instituciones a revisar prácticas de cooperación y a la opinión pública a interrogar la relación entre Iglesia y finanzas. Los rescates y las negociaciones posteriores, en las que aparecieron actores eclesiásticos y fundaciones, mostraron el grado de interdependencia entre esferas que, formalmente, debían estar separadas.

Simbolicamente, la muerte de Calvi se convirtió en advertencia: la red de protección no es ilimitada; cuando falla, los costos pueden ser extremos para quienes operan en la penumbra. El banquero—que había sido operador y mediador—quedó, en la lectura colectiva, como sacrificio de un sistema que exigía silencio y lealtad. La imagen de su cuerpo colgando en Londres se volvió emblema de lo que sucede cuando las máquinas de opacidad y protección se rompían bajo la presión de auditores, fiscales y crisis bancarias.

La historia de Roberto Calvi, con su final dramático y sus muchas aristas, enseña varias cosas a la vez. Enseña que la concatenación de redes privadas —bancarias, eclesiásticas, fraternales y criminales— puede producir una impermeabilidad peligrosa, que protege durante un tiempo pero que, si colapsa, deja a muchos expuestos. Enseña también que las sombras no desaparecen por la sola voluntad: requieren investigación, cooperación internacional y voluntad política para ser disipadas. Y enseña, finalmente, que la teatralidad de la muerte pública —cuelgue bajo un puente, cinco ladrillos, monedas diversas— puede funcionar como metáfora de la responsabilidad colectiva: los acuerdos de protección pueden volverse trampas cuando los pactos no se sostienen con responsabilidad legal y ética.

El caso Calvi siguió recorriendo tribunales, archivos y debates públicos tras su muerte. Cada nueva prueba, cada testimonio, revivía el episodio y abría otra vez la pregunta esencial: ¿qué sucede cuando las redes que prometen protección se vuelven depredadoras? La respuesta, incompleta y dolorosa, está en los procesos de justicia que aún buscaban respuestas y en la memoria pública que conserva la imagen de un banquero que, en su caída, sacudió los cimientos de un sistema que pensaba, quizás con ingenuidad, que podía permanecer para siempre fuera de la luz.

Capítulo 28: De la Máquina de Escribir al Algoritmo: La aceleración del flujo.

LA TRAYECTORIA DE MICHELE Sindona reúne, en forma concentrada, muchos de los elementos que este libro ha venido exponiendo: la mezcla de audacia financiera, relaciones institucionales ambiguas, redes transnacionales y una violencia que no siempre se manifiesta en balas sino en mecanismos de silencio. Sindona fue banquero y operador en la frontera entre lo legítimo y lo opaco; su caída y su muerte en prisión —tras ingerir cianuro en una taza de café— constatan hasta qué punto la tutela de privilegios puede convertirse en una red que, cuando se deshilacha, aplasta a quienes antes la gestionaron.

Sindona no comenzó desde el pináculo: construyó su carrera mediante una sucesión implacable de maniobras financieras, alianzas y apuestas arriesgadas. A partir de los años cincuenta y sesenta creó y controló un conjunto de entidades financieras que consolidaron su posición como intermediario entre capitales privados, empresas y ciertos instrumentos internacionales de crédito. Era un hombre de negocios capaz de moverse con facilidad entre plazas: Italia, Suiza, Estados Unidos. Su talento no era sólo técnico: incluía la habilidad de tejer relaciones personales con empresarios, políticos y clérigos que le facilitaron, a menudo, acceso privilegiado a flujos de dinero y a espacios de confianza.

El estilo de Sindona combinaba ambición con temeridad. Buscar grandes rendimientos mediante operaciones complejas —créditos cruzados, reestructuraciones urgentes, uso de sociedades pantalla— le dio poder y visibilidad. Pero también creó una fragilidad estructural: cuando los equilibrios se rompían, las mismas técnicas que le habían permitido crecer exponían vulnerabilidades que podían contagiar a socios y clientes. Esa dependencia de estructuras opacas y de cadenas de confianza informales sería, en última instancia, uno de los factores de su desmoronamiento.

Una de las marcas más debatidas de Sindona fue su relación con sectores eclesiásticos y con entidades vinculadas a la Iglesia. En la práctica, esa cercanía se tradujo en operaciones de intermediación financiera que cruzaron cuentas e intereses institucionales. Los detalles de las operaciones varían según las fuentes y las valoraciones; lo constatado es que Sindona supo crear cauces de colaboración con actores que le dieron legitimidad y, a la vez, plataformas para canalizar recursos.

Esa relación no fue solo instrumental: le aportó un barniz de protección y una red de contactos que incluía a funcionarios y prelados que confiaron en su solvencia profesional. Como en otros episodios comparables, esa protección resultó ambivalente: facilitó operaciones en tiempos de expansión pero no bastó para proteger al operador cuando los flujos se invirtieron y las demandas de transparencia exigieron respuestas que la estructura no podía dar.

El caso que marcó una bisagra en la historia de Sindona fue la intervención del abogado Giorgio Ambrosoli. Ambrosoli fue designado como encargado de la liquidación de ciertos bancos vinculados a Sindona —un procedimiento técnico y delicado— y pronto detectó irregularidades contables, transferencias sospechosas y estructuras que impedían seguir con claridad la pista del dinero. Su trabajo documental puso en evidencia prácticas que iban más allá de errores gerenciales: revelaban un entramado de operaciones sofisticadas y, en algunos casos, potencialmente delictivas.

La investigación de Ambrosoli no fue un mero ejercicio técnico: implicó confrontar poderes consolidados. Pocos años después de avanzar en sus indagaciones, Ambrosoli fue asesinado por sicarios en julio de 1979; el crimen conmocionó a Italia y suscitó preguntas gravísimas sobre las conexiones entre el mundo financiero, el crimen organizado y presuntas protecciones institucionales. Los vínculos entre la investigación de Ambrosoli y el imperio financiero de Sindona llevaron a investigaciones complejas que apuntaron a redes de complicidad y a la participación de actores paraestatales y mafiosos en intentos de neutralizar la indagación.

La caída de las estructuras controladas por Sindona no fue instantánea pero sí inexorable: una combinación de investigaciones judiciales, pérdida de confianza de corresponsales y la exposición de agujeros contables acabó por estrangular la capacidad operativa de sus bancos. En ese clima, Sindona se encontró acorralado: las deudas crecían, los socios replegaban apoyo y los riesgos de exposición aumentaban.

En paralelo, surgieron relatos según los cuales Sindona amenazó con revelar nombres y vínculos que podrían salpicar a personajes relevantes si no se llegaba a acuerdos para resolver las consecuencias del colapso. Esa amenaza —real o interpretada como tal por actores que se sentían en peligro— convirtió a Sindona en un actor extremadamente peligroso para quienes se beneficiaban del silencio. En el contexto de redes mixtas —mafias que usan bancos, banqueros que usan redes de protección, prelados que actúan como intermedios— la posibilidad de que uno de esos nodos rompiera su pacto implicaba consecuencias imprevisibles.

Michele Sindona fue arrestado y procesado en diversas jurisdicciones por una batería de delitos financieros. Estando en prisión —cumpliendo condenas por fraudes y con procesos abiertos que involucraban a actores peligrosos—, el 22 de marzo de 1986 murió tras beber un café en el que había sido disuelto cyanuro. El hecho, constatado por las autoridades penitenciarias, tuvo de inmediato repercusiones: un hombre acostumbrado a mover grandes recursos había muerto de manera súbita y violenta dentro del sistema carcelario.

El escenario no fue concluyente por sí mismo. La presencia del cianuro en su taza suscitó múltiples interpretaciones: desde la hipótesis del suicidio hasta la versión de asesinato ordenado para evitar que revelara nombres comprometedores. Testimonios posteriores, filtraciones y la propia historia de enlaces peligrosos alimentaron sospechas de una eliminación con intencionalidad. La muerte de Sindona, en cualquier caso, cerró una etapa y dejó abiertas muchas preguntas sobre las protecciones que la ley y la sociedad pueden ofrecer cuando las redes de poder entran en colisión.

La investigación de la muerte de Sindona dio lugar a debates y procedimientos que no despejaron por completo la escena. Algunos peritos sostuvieron que la ingestión fue resultado de un acto deliberado por parte del prisionero; otros señalaron la plausibilidad de una intervención externa. Más allá de la causa inmediata, lo relevante fue el contexto: Sindona había acumulado enemigos poderosos y manejado informaciones sensibles. En los años siguientes, la prensa y la historia judicial fueron hilando indicios sobre la posible implicación de redes mafiosas, de intermediarios financieros y de actores interesados en silenciarlo.

Importa observar que no toda sospecha se transformó en condena penal definitiva. Muchas líneas de investigación dejaron cuestiones por resolver: coautores, contactos externos, canales de provisión del cianuro. Lo cierto es que la muerte cerró la opción de que Sindona aportara testimonios que, según él mismo afirmaba en algún momento, habrían implicado a figuras de alto perfil. Esa ausencia de testimonio actuó como formateo de la memoria pública: la historia perdió en la evidencia directa lo que ganó en rumor y sospecha.

La historia de Michele Sindona ilustra la peligrosidad de una arquitectura financiera que combina opacidad, protección institucional y vínculos con el crimen organizado. Sus maniobras financieras y sus vínculos con espacios de poder lo colocaron en una zona de riesgo donde la caída no era solo económica sino vital. La muerte en la prisión—un café con cianuro—es, en términos simbólicos, la confirmación dramática de que los mecanismos de protección informal pueden volverse trampas mortales cuando se rompen.

Como lección política, el caso reclama varias respuestas: la necesidad de reforzar la cooperación internacional para seguir el rastro del dinero; la importancia de proteger a investigadores, liquidadores y magistrados que tratan de desentrañar redes financieras; y la urgencia de desactivar los espacios de opacidad que permiten que actores peligrosos operen entre jurisdicciones. Sindona no fue solo un banquero fallido: fue un actor que mostró hasta qué punto la modernidad financiera puede producir amenazas que la ley y la política deben aprender a gestionar. Su muerte sigue siendo una advertencia: el silencio comprado o forzado puede costar vidas y perpetuar impunidades; la transparencia y la investigación rigurosa son, en cambio, los antídotos más efectivos contra esa cultura del secreto letal.

Capítulo 29: El Código es la Ley: *Smart Contracts* y la evasión programada.

LA CAÍDA DEL BANCO Ambrosiano en la primera mitad de la década de 1980 no fue solo el colapso de una entidad financiera: fue la revelación de una trama que atravesaba el ámbito privado, el clerical y el político, y cuya descomposición proyectó sombras sobre instituciones que, hasta entonces, se consideraban dispares. El vínculo entre Ambrosiano y el Instituto para las Obras de Religión (IOR) —la banca vaticana— mostró cómo relaciones de corresponsalía, préstamos y figuras intermedias pueden constituir un tejido opaco cuando se conjugan la inmunidad diplomática, las prácticas fiduciarias y la cultura del secreto. Este capítulo reconstruye la anatomía de ese enlace, las técnicas de opacidad empleadas, la dimensión del agujero patrimonial que emergió y las respuestas institucionales que le siguieron.

A primera vista —en términos funcionales— la relación entre un banco comercial italiano y una institución financiera eclesiástica no sería inusual: el mundo bancario opera por corresponsalías, líneas de crédito entre entidades y servicios fiduciarios que cruzan jurisdicciones. Sin embargo, en el caso Ambrosiano–IOR la densidad de los nexos fue extraordinaria: participaciones accionarias, préstamos cruzados, empresas pantalla interpuestas y un régimen de comunicación que con frecuencia evitaba la exposición directa del beneficiario final. La confluencia no fue un único contrato, sino una red de operaciones que se alimentaba de intermediarios y de estructuras jurídicas múltiples.

En la práctica operativa aparecieron figuras recurrentes: sociedades constituidas en paraísos o en jurisdicciones de baja divulgación, contratos de préstamo entre filiales con contrapartes difíciles de identificar públicamente, y acuerdos de corresponsalía que permitían la circulación de fondos sin trazabilidad completa hacia el origen último. Esos instrumentos, combinados con la presencia del IOR como actor con estatus diplomático y con el acceso a redes institucionales eclesiásticas, produjeron una arquitectura de opacidad que complicó la labor de rastreo cuando la crisis apareció.

Los mecanismos técnicos empleados no eran singulares en el mundo off-shore: empresas pantalla, sociedades fiduciarias, cuentas numeradas y domicilios legales en paraísos fiscales. Lo que llamó la atención fue la concatenación y el uso simultáneo de estos instrumentos a escala transnacional: contratos de préstamos suscritos por sociedades interpuestas, movimientos de capital entre cuentas abiertas en jurisdicciones distintas y garantías cruzadas que, al desenredarlas, mostraban relaciones circulares más que relaciones de financiación claras.

La documentación contable que emergió posteriormente exhibió, en algunos casos, instrucciones de transferencias en cadena, empréstamos concedidos a entidades con administración formal en un país y beneficiarios finales en otro, y auditorías que no profundizaban la identidad de quienes aparecían, en última instancia, como beneficiarios reales. Para un supervisor opara un fiscal, esos laberintos multiplican el coste de la investigación; para los actores que los utilizan, constituyen un muro de protección frente a la mirada externa.

Cuando la crisis del Ambrosiano se hizo pública la magnitud del desfase patrimonial tomó proporciones escandalosas. La cifra que circuló en prensa y en investigaciones —aproximadamente 1.3 mil millones de dólares— funcionó como síntesis simbólica: un número que condensaba la idea de un colapso sistémico, la suma de préstamos dudosos, avales inexistentes y garantías que no podían sostenerse. Esa cifra fue objeto de debate técnico y judicial; lo incontestable fue la existencia de un hueco patrimonial de alcance internacional que dejó sin respuesta a numerosos acreedores.

El descubrimiento de ese agujero no fue solo un problema contable: fue la detonación de un proceso judicial y político que expuso vínculos y prácticas que habían funcionado en la penumbra. Los corresponsales internacionales dejaron de confiar, las entidades asociadas comenzaron a distanciarse y los pasivos que habían sido aparentemente soportables se revelaron insostenibles. La crisis trascendió la imagen de una mala gestión: mostró riesgos sistémicos derivados de la mezcla de banca comercial, estructuras opacas y redes de protección que no eran auditables.

En el relato público sobre la enredada relación entre Ambrosiano e IOR surge una figura central: el arzobispo Paul Marcinkus, entonces responsable de áreas financieras de la Santa Sede. La singularidad de su papel no se reduce a decisiones administrativas: su estatuto eclesiástico le confería inmunidad diplomática que, en la práctica, complicó el acceso a información y la cooperación de las autoridades italianas en determinadas etapas. Marcinkus se ubicó así en el cruce entre la defensa institucional del IOR y la interlocución con entidades bancarias y privadas.

Es esencial mantener cautela analítica: la presencia de Marcinkus en decisiones difíciles no prueba, por sí sola, malversación. Sí permite, sin embargo, comprender cómo la combinación de estatus diplomático y funciones administrativas crea áreas de fricción cuando se reclama documentación y cooperación transnacional. Su figura simboliza una ambivalencia institucional: la capacidad de la Iglesia para proteger sus operaciones y, al mismo tiempo, su exposición cuando esas protecciones se encuentran con exigencias de transparencia.

En el desenlace de la crisis aparecieron actores varios que intervinieron en las negociaciones para mitigar impactos: instituciones religiosas, prelaturas y fundaciones con capacidad de movilizar recursos entraron en escena para colaborar en la compaginación de obligaciones. Entre estos actores se mencionó, en determinados análisis y declaraciones públicas, la asistencia de grupos vinculados al Opus Dei y a otras entidades eclesiales en las reestructuraciones y en las operaciones de saneamiento financiero.

Frente a la presión mediática y judicial, la Santa Sede y entes vinculados aceptaron abonar sumas destinadas a resolver reclamaciones y a restaurar, en parte, la imagen institucional. Algunos observadores sintetizaron dichas operaciones en la formulación de un "pago por implicación moral": la idea de que la Iglesia, al reconocer una responsabilidad institucional indirecta o moral, acometía reparaciones. Es menester precisar que esa expresión, usada en el debate público, no equivale a admisión de culpa legal, sino a una decisión pragmática para cerrar litigios y reducir un daño reputacional inmediato.

Más allá del IOR, la Santa Sede dispone de oficinas —como la Administración del Patrimonio de la Sede Apostólica (APSA)— encargadas de gestionar bienes inmobiliarios, participaciones y fondos que sostienen la misión institucional. La combinación de activos inmobiliarios, participaciones y estructuras administrativas genera circuitos cuyos impactos financieros llegan más allá de las cuentas corrientes tradicionales. En algunos momentos, la coordinación entre IOR, APSA y otras oficinas resultó opaca para observadores externos, lo que alimentó dudas sobre el grado de centralización y sobre las prácticas contables adoptadas en tiempos de crisis.

Esa gestión "off the books" —entendida no en sentido de ilegalidad per se, sino como actividades que no eran plenamente públicas y que dependían de acuerdos internos— fue, en las discusiones públicas, uno de los elementos criticados: la falta de auditoría externa, la extensión de prerrogativas y la complejidad institucional dificultaban la rendición de cuentas. La tensión entre la autonomía religiosa y la obligación de transparencia financiera se hizo visible con inmediatez cuando la crisis exigió explicaciones públicas.

La repercusión del caso Ambrosiano-IOR provocó efectos prácticos y normativos. A la presión pública se unieron procesos judiciales, investigaciones parlamentarias y reformas que buscaron evitar la repetición de daños similares. Entre las respuestas cabe destacar:

- Mayor atención a la rendición de cuentas: impulso a auditorías externas y a la adopción de estándares contables más alineados con prácticas internacionales.

- Revisión de relaciones entre entidades religiosas y bancos comerciales: menores opacidades en las operaciones y mayor cautela en corresponsalías con actores opacos.

- Reforzamiento de marcos normativos en jurisdicciones de acceso: exigencia de cooperación judicial y contable para rastrear flujos transnacionales.

Las reformas, sin embargo, enfrentaron límites. La naturaleza transnacional de las prácticas, la multiplicidad de jurisdicciones involucradas y la sensibilidad política de algunas relaciones hicieron que muchas soluciones fueran parciales y lentas. Además, la tensión entre autonomía religiosa y exigencias de transparencia continúa siendo un punto de debate complejo.

El caso Ambrosiano-IOR ilustra dos conclusiones robustas. La primera, técnica: cuando se articulan redes financieras que combinan sociedades pantalla, corresponsalía internacional y el blindaje jurídico de estatus especiales, el riesgo sistémico crece y el coste de la investigación y la reparación se dispara. La segunda, política y ética: la convivencia entre misión religiosa y lógica financiera requiere normas claras y mecanismos de accountability que eviten que la discreción se convierta en refugio de opacidades dañinas.

La arquitectura de la opacidad no es un accidente técnico sino una construcción institucional que debe afrontarse con herramientas legales, auditorías independientes y voluntad política. La experiencia del Ambrosiano y del IOR muestra que la combinación de protección diplomática, prácticas fiduciarias y redes privadas produce una complejidad moral cuya única salida sostenida es la transparencia. El siguiente capítulo aborda uno de los casos más paradigmaticos de ingeniería bancaria opaca a escala global: el BCCI, el banco que llegó a ser denominado "el banco de los criminales" por la magnitud y variedad de sus prácticas ilícitas.

Capítulo 30: Criptografía y Privacidad: El sueño de las monedas inrastreables.

HAY MANERAS DE OPERAR un banco que lo convierten, con el tiempo, en algo distinto a una institución financiera: en una maquinaria de opacidad diseñada para disolver la trazabilidad, multiplicar correspondencias ficticias y hacer del territorio legal un collage de refugios. El BCCI —Bank of Credit and Commerce International— reúne en su caída muchas de esas prácticas en su versión más audaz: una red transnacional construida deliberadamente para explotar las grietas regulatorias, operar en múltiples jurisdicciones con estructuras difusas y, según investigaciones posteriores, facilitar actividades ilícitas a gran escala. El derrumbe de 1991 no fue solo un colapso contable; fue la exhumación de un laboratorio global de técnicas de impunidad.

El BCCI nace a fines de los años sesenta y se consolida en las décadas siguientes como un banco que apuesta por la dispersión geográfica y la complejidad institucional. Su fundador, Agha Hasan Abedi, y sus gestores diseñaron una arquitectura deliberadamente difusa: múltiples subsidiarias, filiales, bancos corresponsales, oficinas de representación y participaciones cruzadas en empresas de comercio y servicios. Esa estructura obedecía a una lógica estratégica: minimizar la exposición regulatoria local mediante la fragmentación del grupo y la creación de circuitos que volvían ardua la tarea de cualquier inspector que quisiera seguir el rastro del capital.

La estrategia operativa incluía la creación de entidades en jurisdicciones con supervisión laxa, la emisión de créditos a empresas pantalla y la utilización de contratos comerciales complejos que camuflaban la naturaleza real de los flujos. El BCCI no solo atendía a clientes convencionales; se dedicó a ofrecer servicios para actores que necesitaban movilidad absoluta de su patrimonio —gobiernos, familias ricas, operadores con intereses en mercados regulatoriamente frágiles—. La ambición fue convertir al banco en puentecillo y plataforma: puente hacia paraísos legales, plataforma para la circulación de activos sin la intervención inquisitiva de autoridades robustas.

A medida que las operaciones del BCCI se expandieron, comenzaron a surgir relatos sobre usos clandestinos de su organización. Informes periodísticos y algunas investigaciones sugirieron que el banco servía no solo para canalizar recursos cuya lícita procedencia era dudosa, sino también para financiar iniciativas políticas encubiertas o para actuar como intermediario en operaciones donde figuraban agencias y operadores de seguridad. Esos relatos fueron recabando testimonios, documentos y pistas que señalaban la existencia de una red oscura —a veces llamada en la prensa "black network"— en la que actores estatales y privados se combinaban con el propósito de ejecutar operaciones discretas.

Es preciso subrayar que la atribución de vínculos directos y sistemáticos con agencias de inteligencia de potencias occidentales es compleja y, en muchos casos, objeto de debate y matización. Existen indicios, declaraciones y referencias que muestran la utilización de vehículos financieros para operaciones encubiertas en el contexto de la Guerra Fría; también existen advertencias sobre la captura que estas redes pueden producir, incluso utilizando prácticas que terminan sirviendo fines no previstos originalmente. La ambivalencia persiste: la colaboración entre agentes privados y estatales puede empezar como instrumento funcional y terminar como estructura de impunidad.

En las décadas en que el BCCI operó con mayor intensidad —años ochenta y principios de los noventa— los analistas y periodistas detectaron patrones que sugerían relaciones funcionales entre la banca y operaciones de interés estratégico: transferencia de fondos a cuentas difíciles de rastrear, apertura de canales en regiones de conflicto y disposición de estructuras que permitían ocultar beneficiarios finales.

Ese tipo de servicios resultan de interés para agencias que necesiten canales discretos en contextos sensibles.

Sin embargo, establecer responsabilidad formal o la existencia de acuerdos contractuales entre agencias de Estado y la entidad bancaria chocó con dificultades probatorias. Muchas veces las relaciones apropiadas fueron pragmáticas y temporales, otras veces inexistentes, y en otras ocasiones se movieron en la frontera entre lo legalmente permisible y lo políticamente cuestionable. La ambivalencia de esas relaciones subraya un punto crucial: cuando el sector privado asume roles que rozan funciones estatales sensibles, la línea de control y responsabilidad tiende a diluirse.

Las investigaciones judiciales que siguieron al derrumbe del banco documentaron —con distinto grado de detalle según jurisdicciones— patrones de lavado de dinero, financiación de regímenes autoritarios y facilitación de capitales de origen criminal. Aparecieron ejemplos de créditos a empresas pantalla sin contrapartida real, movimientos entre cuentas numeradas y operaciones de comercialización que servían para justificar transferencias. Según los hallazgos, los perjuicios afectaron tanto a acreedores legítimos como a estados y particulares que vieron erosionarse su confianza en el sistema financiero.

Las víctimas fueron múltiples: depositantes defraudados, empresas que sufrieron quiebras por la retirada de corresponsalías, cooperaciones estatales que tuvieron que asumir pérdidas y comunidades que dejaron de ver inversión productiva por el cierre repentino de líneas de crédito. El colapso produjo, además, un golpe reputacional sobre varias plazas financieras y aceleró demandas de regulación más estricta y de cooperación internacional en materia de supervisión bancaria.

Una de las dimensiones más inquietantes que acompañó al caso fue la sensación, alimentada por la prensa y por observadores, de que indagar el entramado podía ser peligroso. Periodistas y algunos investigadores que profundizaron en las conexiones del banco encontraron obstáculos y, en casos, circunstancias extrañas alrededor de su trabajo. Esa confluencia de riesgos dio pie a metáforas: la del "pulpo" (octopus) que extiende tentáculos en múltiples lugares y que se defiende con violencia o con la capacidad de corromper.

Es importante mantener distancia crítica: la idea del "banco asesino" es efectiva desde el punto de vista narrativo, pero la comprobación de conspiraciones letales requiere pruebas. Aun así, la percepción del riesgo —y algunos hechos concretos donde investigadores fueron intimidados o desaparecieron— alimentaron la sensación pública de que el BCCI operaba en un entorno donde abrir la boca podía costar caro. La mezcla de opacidad financiera y violencia real creó un clima de intimidación que obstaculizó la plena aclaración de responsabilidades.

El desenlace llegó en 1991. Autoridades regulatorias de múltiples países —actuando en distintas fronteras y en coordinación compleja— intervinieron, congelaron activos y procedieron al cierre de filiales. La magnitud de la operación y la multiplicidad de jurisdicciones involucradas evidenciaron, por un lado, la necesidad de una cooperación internacional eficaz; por otro, la fragilidad inherente de un sistema que permitía a un grupo tan difuso operar durante años sin controles efectivos.

El cierre del BCCI dejó secuelas: procesos judiciales en varios países, condenas a directivos por fraude y otros delitos, así como una ola de reformas regulatorias orientadas a impedir que se reprodujeran esquemas equivalentes. Fue, en cierto sentido, un parteaguas: mostró cuán vulnerables eran (y son) los circuitos financieros globales ante modelos que combinan dispersión societaria y colusiones políticas.

El caso BCCI tuvo un efecto catalizador: las autoridades financieras y los organismos internacionales reforzaron normas sobre supervisión consolidada de grupos bancarios, intercambio de información y sanciones por lavado de activos. Las reformas posteriores intentaron cerrar agujeros: mayor escrutinio sobre beneficiarios finales, requerimientos de capital más exigentes, mayor cooperación judicial y la reafirmación de estándares AML/CFT (anti-lavado y contra financiamiento del terrorismo).

Pero las lecciones son a la vez limitadas y permanentes. El BCCI demostró que la ingeniería de opacidad puede alcanzar dimensiones transnacionales y que la supervisión fragmentada es una vulnerabilidad estructural. También mostró que la sofisticación técnica de quienes diseñan esquemas opacos a menudo supera la capacidad de reacción de supervisores individuales, lo que hace imprescindible la cooperación real entre países y organismos.

El escándalo del BCCI dejó una estela que obligó a repensar la arquitectura de supervisión financiera global. Más allá de las condenas individuales y del cierre de filiales, la pregunta central que perdura es institucional: ¿cómo impedir que la movilidad del capital y la dispersión legal se combinen para construir redes impermeables al control democrático? La respuesta pasa por reforzar cooperación, transparencia registral y sanciones proporcionales; por mejorar la protección de periodistas e investigadores; y por entender que los huecos técnicos no son neutros: son oportunidades que, tarde o temprano, alguien explota.

En su caída, el BCCI fue exposición y lección: el "banco de los criminales" mostró que la conjunción entre diseño jurídico, tecnología financiera y vulnerabilidades políticas puede producir infraestructuras de impunidad. Su derrumbe impulsó reformas; su recuerdo funciona como advertencia: la modernidad financiera exige vigilancia continua, no complacencia.

Capítulo 31: La Blockchain de Doble Filo: Transparencia vs. Anonimato técnico.

HAY FIGURAS QUE CONDENSAN, en su biografía, la extrañeza de varias épocas: rinden culto a la pulsión modernizadora y, al mismo tiempo, actúan como nodos de regresión moral. José López Rega es una de esas figuras. Su tránsito desde la condición de suboficial y asistente personal hasta convertirse en consejero íntimo de Juan Domingo Perón y, por extensión, en arquitecto de redes parapoliciales, muestra con crudeza cómo la mezcla de misticismo, ambición y acceso estatal puede producir instrumentos de poder cuyo costo es la vida de muchos. Este capítulo reconstruye su ascenso, su texto programático —la Astrología Esotérica—, la fundación de la Triple A, su influencia sobre Isabel Perón y las consecuencias políticas y humanas de esas prácticas.

La biografía de López Rega no mimetiza el relato heroico. Hijo de condiciones modestísimas, su horizonte temprano fue la movilidad social por medio del servicio; su carácter, ambicioso y pragmático, le permitió escalar posiciones en estructuras militares y administrativas. Lo que singulariza su trayectoria es la conjunción de un saber esotérico con una pericia práctica para medrar en juegos de lealtad: supo leer a sus interlocutores y presentar su cercanía como servicio indispensable. Su acceso al entorno de Perón en el exilio y, posteriormente, a la confianza de Isabel Perón, no se explica sólo por afinidades personales: explican también su habilidad para presentarse como intérprete del destino político, mezcla de confianza personal, diagnóstico esotérico y promesa de orden.

El ascenso de López Rega fue, en varios pasajes, una conquista de posiciones administrativas que le dieron control sobre recursos. Desde esos sitios instrumentó redes clientelares y articuló un capital relacional que le permitió imponer decisiones y proteger a quienes le eran leales. Su presencia en la órbita del poder no fue circunstancial: fue fruto de una lectura del campo político que priorizaba la construcción de un micro-Estado propio dentro del palacio.

La obra que le dio nombre a su peculiarismo místico —Astrología Esotérica— no es un folleto anecdótico en el archivo de lo raro: es un documento que sintetiza una cosmovisión que López Rega llevaría después al ejercicio del poder. El libro combina interpretaciones astrológicas con nociones de destino colectivo, mandatos normativos y una teoría de la crisis que pone la historia bajo la lupa de los signos celestes. Para él, los acontecimientos políticos podían entenderse y, en cierto sentido, encauzarse mediante la lectura de ciclos y la intervención ritual.

Ese texto cumplió dos funciones prácticas. Por un lado, sirvió como marco justificatorio: presentar decisiones polémicas como sincronizaciones con una supuesta voluntad cósmica rebaja su discusión moral. Por otro, actuó como manual de cohesión: el culto a ciertas fechas, la adopción de rituales de grupo y la institucionalización de prácticas esotéricas en ámbitos de confianza crearon un lenguaje compartido que permitió la selección y disciplinamiento de seguidores. La astrología, leída así, no era solo un hobby; era tecnología de gobierno emocional.

La creación de la Alianza Anticomunista Argentina (AAA) es el punto de inflexión donde la simbólica deviene máquina coercitiva. Formalmente presentada como una organización para la defensa del orden frente a subversivos, la AAA funcionó en la práctica como aparato parapolicial que persiguió, asesinó y desapareció a opositores políticos. La evidencia histórica y las investigaciones judiciales posteriores han documentado su responsabilidad en una ola de violencia sistemática durante la crisis política del país.

La financiación de la Triple A fue heterogénea: combinó recursos públicos desviados desde oficinas de gobierno, aportes de grupos económicos recelosos de la agitación política y, en ocasiones, contribuciones de intermediarios que buscaban protección. Su estructura fue la de células móviles: grupos que operaban con discreción, listas de detención, colaboraciones con fuerzas de seguridad locales y la utilización de redes clandestinas para ejecutar crímenes que buscaban generar terror y disciplinar a opositores. La AAA fue, en ese sentido, una organización diseñada para mezclar lo paramilitar con lo burocrático, operando con la lógica del secreto y la impunidad.

La estrategia de López Rega no se limitó a crear aparatos parapoliciales; incluyó también un plan para controlar la esfera formal del poder. Isabel Perón, figura vulnerable tras la muerte de su esposo, fue objeto de una tecnificación de la lealtad: sesiones privadas, aislamiento de consejeros incómodos, y la construcción de una relación donde la consejería esotérica y la dirección política se confundían. López Rega supo explotar la dependencia emocional y el desconocimiento de la nueva presidenta sobre la gestión política para centralizar decisiones.

Esa manipulación tuvo efectos institucionales devastadores. Nombramientos, designaciones y compras de lealtad se hicieron desde el corazón del palacio. La privatización de la decisión política —confidencias en salas cerradas, rituales que fungían de legitimación y órdenes que se transmitían fuera de los canales legales— erosionó los procedimientos republicanos y creó una gobernanza fundada en la discreción. La lógica del círculo íntimo se impuso a la lógica de la república.

Las redes locales raramente actúan en vacío. López Rega buscó alianzas fuera del país, estableció contactos y, según investigaciones y denuncias, mantuvo relaciones con actores europeos que operaban en ámbitos de influencia transnacional. Entre esas conexiones figura la relación con Licio Gelli y la P2, que facilitó intercambios de asesoramiento, canales de financiación y el acceso a prácticas de cooptación que la logia italiana perfeccionó.

El intercambio con la P2 no fue puramente simbólico: implicó transferencia de tácticas de infiltración, asesoría en colocación de agentes y la posibilidad de utilizar rutas de escape logísticas y financieras. Estas relaciones transnacionales muestran cómo los aparatos de cooptación y represión no son fenómenos locales aislados sino parte de redes que comparten repertorios y recursos. La cooperación entre operadores políticos de distintos países multiplicó la capacidad de acción y la resiliencia ante demandas de transparencia o de investigación.

La experiencia de López Rega revela la importancia de las rutas financieras opacas para sostener operaciones paramilitares y de cooptación: flujos que se canalizan mediante bancos corresponsales, cuentas interpuestas y el uso de intermediarios que dificultan las trazas contables. El dinero que alimentó la AAA y otras prácticas de protección llegó por vías que mezclaban recursos públicos desviados, aportes privados y mecanismos de lavado que disimulaban su origen.

Este uso de las finanzas internacionales para sostener aparatos de violencia no es totalmente original ni exclusivo; sí señala la necesidad de controles transnacionales: auditabilidad de cuentas, cooperación judicial y reglas que impidan que la disponibilidad de recursos en la sombra convierta a fuerzas privadas en actores de coerción política.

Para las víctimas y sus familias fue —y sigue siendo— el rostro de una política que combinó el misticismo con la represión. Juicios, comisiones de la verdad y demandas por memoria histórica buscaron reconstruir responsabilidades y ofrecer reparación moral y jurídica. López Rega, tras la caída del gobierno, huyó y encontró refugio en el exterior; fue buscado, procesado en ausencia en algunos casos y su figura murió en el exilio. Para la sociedad argentina su figura es referencia de una práctica política que conjugó la manipulación ritual con la violencia institucional.

La memoria social que quedó después del período muestra lecciones institucionales: la urgencia de proteger los procedimientos republicanos frente a la privatización de la decisión política; la necesidad de mecanismos de control sobre quienes ejercen cercanía presidencial; la obligación moral y jurídica de perseguir y sancionar la violencia estatal o parapolicial. La experiencia también dejó lecciones técnicas: la importancia de proteger a investigadores, jueces y liquidadores financieros (como Ambrosoli) cuya tarea de prueba y fiscalización es imprescindible para la salud de las instituciones.

José López Rega no es, en la obra de la historia, una figura reducible a una sola etiqueta: fue místico, operador, gestor de redes y, sobre todo, ejemplo de cómo la privatización del poder y la sacralización de decisiones puede producir represión institucional. La conjunción de astrología esotérica y violencia política que articuló muestra de modo palmario la peligrosidad de mezclar creencias con instrumentos de coerción y la fragilidad de las repúblicas cuando los canales de rendición de cuentas se obstruyen.

La supervivencia de una sociedad democrática depende tanto de la fortaleza de sus procedimientos como de la vigilancia de su memoria. La ocupación de espacios de decisión por operadores que conjugan misticismo y clientelismo sólo podrá contrarrestarse con instituciones transparentes, prensa libre, justicia independiente y una ciudadanía que no renuncie a preguntar y a exigir reparación cuando el pacto social se rompe.

Capítulo 32: Paraísos de Datos: Servidores en tierra de nadie.

LA POLÍTICA TAMBIÉN posee reliquias. No siempre son documentos ni monumentos: a veces son cuerpos que, por la intensidad de una devoción, se convierten en depósitos de carisma. El cadáver embalsamado de Eva Perón —Evita— fue una de esas reliquias. Su conservación, su control y las prácticas rituales que a su alrededor se desarrollaron en los años posteriores a su muerte terminaron por transformar un objeto funerario en instrumento político: una pieza cuya manipulación simbolizaba la posibilidad de convocar, transferir o enajenar la energía carismática sobre quienes detentaban el poder. Este capítulo reconstruye, atendiendo a testimonios, procesamientos y archivos, cómo la manipulación de ese cuerpo se volvió técnica de legitimación y de control, y qué consecuencias tuvo para la política argentina.

Cuando Eva Perón murió en 1952, su muerte no fue un hecho privado: fue acontecimiento público que concentró duelo masivo, liturgia mediática y una demanda de continuidad simbólica. Su cuerpo fue sometido a un proceso de conservación extraordinario —el embalsamamiento que lo preservó de manera notable— y, en los meses y años siguientes, su figura pasó de lo individual a lo icónico. Lo embalsamado comenzó a funcionar como reliquia: objeto de peregrinación, materialización de una promesa política y, en términos prácticos, depósito de una autoridad carismática que superaba la persona y se traducía en lealtades colectivas.

El control físico del cadáver implicaba control simbólico. Custodias, traslados discretos, decisiones sobre exhibición o retiro y la ingeniería de su visibilidad se convirtieron en herramientas de poder: quien poseía la reliquia tenía la posibilidad de convocar o moderar el fervor popular. En un sistema político donde la legitimidad personal pesa tanto como las instituciones, la custodia de la reliquia equivale a la custodia de una forma de soberanía emocional.

En los archivos y en testimonios de la época aparecen referencias inquietantes: sesiones privadas en que se intentó "trasvasar" cualidades carismáticas del cadáver a otros actores. Es necesario subrayar la prudencia: buena parte de estas narraciones proceden de testimonios orales, memorias de actores desplazados y de investigaciones periodísticas que reconstruyeron escenas a partir de fuentes a veces anónimas. No todas las afirmaciones han sido objeto de verificación judicial; muchas pertenecen al campo de la memoria y de la interpretación política. Aun así, la convergencia de relatos permite reconstruir una práctica con elementos recurrentes.

Según esos testimonios, las sesiones se realizaron en espacios cerrados del palacio o en habitaciones controladas, con la presencia selectiva de consejeros íntimos. Los rituales combinaban prácticas simbólicas —velas, invocaciones, lectura de textos, contacto físico con la reliquia o con prendas associadas al cuerpo empavimentado— con procedimientos más prosaicos: sesiones de asesoramiento, preparación de discursos y remodelación de la imagen pública. La necromancia, en estos relatos, operaba como tecnología mixta: parte teatral, parte herramienta psicológica para articular la fe pública y la confianza de quienes debían obedecer.

El objetivo político que se atribuye a estas prácticas no es místico sino instrumental: dotar a Isabel Perón de una continuidad carismática que supliera la pérdida de personalidad política de la presidenta y que amortiguara la debilidad institucional de su gobierno. La necromancia, en este sentido, sería una técnica de "trasvase de aura": si Evita encarnaba el fervor popular y la identificación del pueblo con el proyecto, mantener su presencia ritual y asociarla a la figura de Isabel podía funcionar como atajo simbólico para legitimar a la nueva titularidad presidencial.

Nuevamente, la evidencia es dialéctica: hay documentos y testimonios que prueban la realización de ceremonias y la intención de vincular la presencia simbólica de Evita con la continuidad del gobierno; sin embargo, la eficacia real de esos rituales sobre el comportamiento colectivo es más difícil de medir. Lo que sí se observa con claridad es la instrumentalidad política: los rituales no fueron fines en sí mismos, sino medios para intentar recuperar legitimidad en un momento de erosión institucional.

La psicología social ayuda a comprender por qué la posesión de un cadáver puede tener efectos reales. Las reliquias funcionan, desde hace milenios, como condensadores de memoria colectiva y catalizadores de afectos. En sociedades donde la política se ha personalizado, un relicario puede actuar como punto de anclaje emocional: incentiva la confianza, fomenta la recurrencia litúrgica y crea un sentido de continuidad que las instituciones formales no cumplen. En la Argentina de los setenta —polarizada, con heridas recientes y con demandas de representación— la reliquia podía, en teoría, ofrecer un soporte simbólico que mitigara el vacío institucional.

Pero esa misma dinámica puede volverse tóxica. Transferir la legitimidad por el canal de la reliquia implica desplazar el debate democrático hacia lo sagrado y lo afectivo, despojando a la acción pública de mecanismos de contestación y discusión racional. Cuando la autoridad se naturaliza por proximidad a un cuerpo sagrado, se erosiona la rendición de cuentas y se facilita la captación de la voluntad pública mediante formas de manipulación sentimental.

La respuesta social a estas prácticas fue ambivalente y, a menudo, polarizada. Para sectores populares y devotos, la custodia y la ritualización de Evita continuaron siendo motivo de consuelo y de reafirmación identitaria; para otros, la instrumentalización de su cadáver por operadores de poder fue motivo de repulsión, escándalo y descrédito. La manipulación pública de reliquias suele producir este doble efecto: reforzamiento emotivo en algunos ámbitos, y descrédito moral en otros, con el riesgo de aumentar la fractura social.

En la política práctica, esta polarización fue peligrosa: la que debía ser una fuente de cohesión se transformó en factor de división. La utilización de la reliquia para intentar mantener la adhesión del peronismo moderado no surtió el efecto buscado: la sociedad estaba fracturada por crisis económicas, violencia y demandas de justicia que no se resolvían mediante liturgia. En muchos casos, la sacralización del cadáver terminó por deslegitimar a quienes la promovían, pues la población percibió la maniobra como intento de sustituir política por liturgia.

El uso político de reliquias tiene precedentes largos: desde la Edad Media los restos de santos fueron utilizados para legitimar dinastías y tapices de poder; la historia moderna registra variantes laicas y religiosas de la apropiación de objetos sagrados para justificar autoridades. La operación en Argentina se inscribía en esa larga continuidad, pero con un factor diferencial: la modernidad de los medios y la sensibilidad política del siglo XX convertían la maniobra en espectáculo mediático y en posible escándalo masivo. La necromancia no era una práctica privada; fácilmente se volvía objeto de debate público y judicial.

Comparativamente, Delos o los cultos mercantiles griegos emplearon rituales para proteger comercio y reputación; la diferencia es que en aquel contexto la ritualidad se integraba a un repertorio social compartido. En la Argentina contemporánea, la instrumentalización de reliquias en manos de un aparato de poder que recurría a la violencia y al clientelismo vulneraba la posibilidad de aceptación social más amplia.

El balance político de la manipulación ritual fue, por tanto, negativo para la legitimidad del gobierno. La cercanía entre poder estatal y prácticas necrománticas intensificó la sensación de que las decisiones públicas se tomaban en base a protección ritual y no a la deliberación institucional. En los procesos de delegitimación de la administración, la crítica a la utilización de la reliquia fue un argumento entre muchos; no fue el único factor, pero contribuyó a una percepción de decadencia moral que alimentó resistencias y finalmente precipitaría la crisis.

Más aún: la instrumentalización ritual sirvió como material simbólico para opositores y para sectores de la propia coalición que se sintieron desplazados. Cuando la política recurre a la sacralización para sostenerse, pierde la posibilidad de negociar con argumentos públicos; se encierra en la exclusiva lógica de la creencia, y en sociedades plurales eso conduce rara vez al consenso.

El episodio del cadáver de Evita y su uso ritual por operadores del poder es, a la vez, caso singular y lección general. Muestra que la política que intenta sustituir deliberación por sacralización transforma bienes simbólicos en armas de conflicto; revela que la protección de reliquias no puede ser prerrogativa que medie la legitimidad; enseña que la manipulación de sentimientos colectivos para preservar el poder es una estrategia que, paradójicamente, tiende a erosionarlo.

La memoria del caso obliga a reflexiones institucionales: la necesidad de regular las fronteras entre lo privado y lo público en materia de reliquias nacionales; la obligación de proteger el patrimonio simbólico frente a usos oportunistas; y la urgencia de fortalecer procedimientos democráticos que impidan que la liturgia sustituya a la ley. La necromancia estatal no es sólo una curiosidad antropológica: es un riesgo para la convivencia democrática cuando la liturgia se erige como sustituto de la razón pública.

Capítulo 33: Inteligencia Artificial en el Compliance: El juego del gato y el ratón.

HAY ENCUENTROS CUYO sentido se comprende mejor no por lo que se dice en público sino por la serie de recursos que activan en la penumbra: contactos, garantías, canales de dinero y rutas de protección. El viaje de Licio Gelli a Madrid en 1971 —y el posterior entrelazamiento de la Propaganda Due (P2) con sectores del poder argentino— no es un episodio aislado sino la concreción de una técnica de poder: ofrecer a dirigentes políticos y militares una infraestructura de lealtad y apoyo que opera fuera de las reglas formales. Este capítulo reconstruye, con los matices que exige la evidencia y la prudencia, cómo se conformó esa alianza operativa y qué herramientas pusieron al servicio de una estrategia que pretendía, explícita o implícitamente, ampliar la capacidad de influencia de redes privadas sobre el Estado.

Madrid, principios de los setenta: una ciudad que actuaba como centro de encuentros políticos y de exilios. El hotel donde se produjo el encuentro entre Perón y representantes de redes internacionales no era un escenario azaroso; fue elegido por su anonimato y por la discreción que ofrecía a quienes, por razones políticas o estratégicas, debían reunir información y sellar acuerdos lejos de la mirada pública. Llegaron allí emisarios con carpetas, agendas, nombres y ofertas concretas.

La reunión en la que participó Licio Gelli y sus interlocutores argentinos se caracterizó por dos rasgos: la formalidad de la ceremonia y la informalidad de las proposiciones. En la sala, entre cortinados y vasos de licor, se intercambiaron documentos que no aspiraban a ser tratados públicos, sino memorias de intención. Gelli se presentó como gestor de redes; ofreció estructura organizativa, acceso a canales financieros discretos y la capacidad de colocar gente estratégica en posiciones clave. Para los anfitriones argentinos, exiliados y en busca de apoyo logístico y político, la propuesta sonó plausible: la promesa de poder disponer, por fuera de mecanismos oficiales, de instrumentos de presión y de protección.

La técnica de Gelli fue precisa: no buscaba masas sino nodos. Identificó a oficiales, a magistrados, a funcionarios de relevancia y les ofreció tres cosas: pertenencia a una red que proveía información privilegiada; acceso a recursos y, sobre todo, la promesa de protección mutua. El reclutamiento se practicaba con cuidado: listas de candidatos, entrevistas discretas, pruebas de lealtad y rituales de ingreso que combinaban simbología masónica con códigos de compromiso. No era una acción pública; era un proceso que combinaba seducción y pragmatismo.

Las herramientas utilizadas eran sencillas y eficaces: expedientes de fichaje que registraban las posiciones, las vulnerabilidades de cada objeto de reclutamiento y las palancas de influencia que podrían activarse. A cambio de apoyo logístico o financiero, los candidatos ofrecían acceso a información, influencia en nombramientos y control de recursos territoriales. La clave era la reciprocidad: cada inclusión suponía una deuda simbólica y práctica que se pagaba luego con favores y con la protección de la red.

Una de las funciones más críticas que asumió la P2 en su relación con actores políticos fue la de intermediaria financiera: actuar como "mula" que facilitaba traslados de recursos, cubría operaciones y ofrecía vías de financiamiento difíciles de asir por canales convencionales. El instrumento operativo que permitió esa funcionalidad fue la creación y utilización de estructuras interpuestas: fundaciones, sociedades pantalla, empresas de servicios y entidades culturales que servían de cobertura para flujos de fondos.

Técnicamente, el mecanismo funcionaba así: se constituían empresas en jurisdicciones con baja exigencia de transparencia; se abrían cuentas en entidades corresponsales; se utilizaban contratos de prestación de servicios ficticios (consultorías, asesorías, eventos culturales) para justificar transferencias; y se recurría a intermediarios

—algunas veces bancos, otras veces gestores privados— que facilitaban la conversión del efectivo en activos supuestamente lícitos. El efecto operativo era doble: ocultar origen y destino del dinero y ofrecer una retaguardia financiera a quienes necesitaban pagar campañas, comprar influencias o sostener aparatos de apoyo no institucionales.

En la práctica, la P2 no sólo ofreció estructuras jurídicas: ofreció una red de operadores que conocían los recovecos bancarios y fiscales de varias jurisdicciones. El banco corresponsal adecuado, la contabilidad interpretada con ingenio y el uso de donaciones o contratos culturales transformaban la red en una caja de herramientas para movilizar capitales con discreción.

En 1974 emergieron en los papeles de la P2 y en la actividad diplomática argentinos documentos que muestran una proximidad operativa con el régimen libio de Muamar el Gadafi. La relación no fue simple: incluyó conversaciones sobre proyectos de cooperación económica, ofertas de financiamiento y acuerdos que, en algunas versiones, involucraron la canalización de recursos para proyectos políticos y de infraestructura. En términos de geopolítica, el vínculo con Libia permitió a los operadores argentinos acceder a recursos energéticos y financieros que eran valiosos para quien necesitaba flexibilidad y fortuna rápida.

Desde la perspectiva técnica, los acuerdos concretos presentaban tres rasgos: discreción contractual, participación de intermediarios privados y el uso de estructuras de financiación que evitaban la exposición directa de las partes políticas. En la práctica, esa triangulación implicó transferencia de fondos mediante corredores internacionales, el empleo de empresas de fachada para justificar operaciones y la promesa, por parte de intermediarios como la P2, de garantizar confidencialidad y resultados. Las consecuencias políticas fueron sensibles: la relación con un régimen cuestionado por muchos estados occidentales generó debates y sospechas en ámbitos diplomáticos y en la prensa.

El papel de “mula” no era neutro en términos de riesgo. Por un lado ofrecía liquidez y capacidad de actuar sin pasar por controles públicos; por otro, expuso a las organizaciones y a las naciones a dependencias y compromisos que podían volverse materiales de chantaje. La funcionalidad tiene un costo: el control del flujo de recursos crea también una capacidad de condicionamiento. Si mañana una entidad quiere cortar la financiación, puede hacerlo; si una parte desea imponer condiciones, las puede negociar. Esa asimetría convierte a quienes aceptaron la ayuda en deudores políticos.

Además, la utilización de canales opacos aumentó la vulnerabilidad legal posterior: cuando las crisis económicas o políticas cambiaron el contexto, las trazas ocultas reaparecieron en investigaciones judiciales y mediáticas. La “mula” financiera, útil en tiempos de necesidad, se volvió después uno de los vectores por los cuales se desentrañaron redes de complicidad.

La P2 no ofrecía solo financiamiento; también construyó una infraestructura de fuga y protección para miembros y aliados: rutas de salida, documentos falsos, pasaportes y redes de acogida en jurisdicciones “amigables”. Esa cadena logística se organizó con criterios de eficacia: corredores aéreos, contactos en consulados, alojamientos seguros y mecanismos para reubicación de personas y recursos. La promesa de proporcionar salida y refugio era potente: quien entraba en la red sabía que, si las cosas se ponían feas, habría vías para desaparecer o para reconstituir una nueva identidad.

Esa red funcionó varias veces en la historia: permitió a operadores con problemas judiciales encontrar asilo temporal o definitivo; facilitó la transferencia de capital a lugares difíciles de rastrear; y, en ocasiones, fue usada para proteger a individuos que tenían información sensible y cuyo silencio resultaba vital para la red. El sistema de protección funcionó como una segunda capa de inmunidad, complementaria a la financiera: no solo se protegían activos; se protegían personas.

La llegada de Gelli a la órbita presidencial no fue solo simbólica sino profundamente práctica. Significó que una red con experiencia en colocación y protección disponía de interlocución directa en una capital continental. Las consecuencias políticas se tradujeron en nominaciones, en la apertura de canales de diálogo con sectores militares y en la posibilidad de utilizar recursos para sostener iniciativas de la administración. Pero también produjo efectos corrosivos: la existencia de una red privada aliada con el gobierno erosionó los mecanismos de control internos y facilitó la creación de prácticas de cooptación y contratación discrecional.

El problema no fue solo lo que Gelli ofreció, sino la respuesta institucional: la recepción entusiasta de una propuesta de redes privadas que operaban en la penumbra mostró las fragilidades de un sistema que no supo o no quiso hacer valer sus límites éticos. En ese vacío, la mezcla de intereses privados y estatales produjo una red de dependencia que terminaría, con el tiempo, por perforar la legitimidad de la administración.

Lo que liga el encuentro de Madrid con la presencia de Gelli en la Casa Rosada no es solo la casualidad de fechas o la coincidencia de actores: es la reiteración de una lógica: redes privadas que ofrecen soluciones que el Estado formal no quiere o no puede implementar —financiamiento discreto, colocación de aliados, rutas de escape— y que, a cambio, politizan la relación con el poder. Esa lógica tiene un costado instrumental seductor y un reverso peligroso: la privatización de la política.

La experiencia muestra que la respuesta institucional adecuada no es la prohibición absoluta del contacto privado sino la regulación y el control: transparencia en los acuerdos, auditoría de los flujos asociados y reglas claras sobre la incompatibilidad de servicios privados de seguridad o de influencia con las responsabilidades públicas. Cuando esas reglas faltan, las sociedades se exponen a la captura mediante redes que saben combinar tecnicidad y secreto.

El caso de Gelli y la P2 en Argentina es, por lo tanto, lección doble: revela la eficacia operativa de las redes privadas para resolver necesidades inmediatas; a la vez muestra la factura a mediano plazo cuando la política se somete a la tutela de intereses que actúan fuera de la ley y sin escrutinio democrático. La historia continúa: la exposición de esos vínculos generó procesos y debates que transformaron por un tiempo la vida pública argentina y que siguen enseñando, a la luz de nuevas investigaciones, los peligros de las alianzas sin control.

Capítulo 34: Sociedades Pantalla y Matrioskas: Cómo perder el rastro del dueño.

LAS SUSTANCIAS QUE alteran la conciencia han acompañado a las religiones, a las curaciones y a las políticas de grupo desde tiempos inmemoriales. Mandrágoras, beleños, opio, y más tarde plantas como la ayahuasca o preparados complejos han servido tanto para buscar la experiencia extática como para construir órdenes de pertenencia. Este capítulo recorre la farmacopía de los misterios —su historia, su tecnicidad y su reapropiación por élites— para mostrar que los enteógenos no son meras drogas: son tecnologías rituales con efectos políticos cuando se privatizan o se secularizan como instrumentos de cohesión y control.

Desde las cuevas neolíticas hasta los altares helénicos, las plantas psicoactivas han figurado en repertorios rituales. La mandrágora, con su leyenda antropomorfa, fue utilizada regionalmente por sus propiedades sedantes y alucinógenas; el beleño, rico en alcaloides del tropano, facilitó trances y anestesias; el opio, durante milenios, ofreció trance y alivio; en las Américas, la ayahuasca y el peyote ocuparon lugares centrales en la cosmología chamanística y comunitaria.

Estos elementos no eran experimentos privados; eran parte de sistemas de conocimiento. Los chamanes, las sacerdotisas y los curanderos poseían técnicas de preparación —dosis, purgas, contextos alimentarios, música y postrados corporales— que modulaban los efectos y minimizaban riesgos. El saber sobre las plantas implicaba saber cuándo administrarlas, a quién y en qué marco social: la diferencia entre experiencia sagrada y tragedia era, con frecuencia, la forma ritual de su uso.

Biología y técnica: los efectos no son místicos sino neurofisiológicos. Alcaloides, terpenos y compuestos indólicos actúan sobre receptores neurológicos —serotoninérgicos, dopaminérgicos, muscarínicos— produciendo fenómenos sensoriales y cognitivos que las culturas interpretaron simbólicamente. La tecnología del ritual organiza esa fisiología: ayunos preparatorios, tetinas musicales, guías experimentados, y el control del entorno (lugar, compañía, duración) son componentes esenciales para transformar la experiencia química en experiencia espiritual.

La referencia clásica al nepente —la droga que en Homero borra el dolor— es útil para pensar la función social de sustancias que atenúan el sufrimiento y resitúan la memoria. En sociedades tradicionales, el recurso ritual a compuestos que apagan penas servía para hacer soportable una economía de escasez, una guerra o una pérdida. La gestión emocional mediante enteógenos se volvió, así, tecnología social: un medio para reconstruir la capacidad de acción colectiva tras traumas.

Ese empleo tiene dimensiones éticas. Borrar el dolor puede ser curativo o puede ser anestésico de responsabilidad; cuando los rituales se convierten en instrumento de control, la función terapéutica se pervierte. Un régimen que emplease sustancias para aplacar la rabia colectiva y facilitar la dominación estaría manipulando la afectividad social con fines políticos. Los nepentes antiguos ofrecían alivio, pero en manos de poderosos podían devenir método de pacificación forzada.

El trance colectivo produce sincronía y suprime disonancias. En rituales indígenas los estados alterados consolidan el consenso: comparten visiones, ratifican mandatos y recomponen la trama social tras conflictos. En manos de una élite, esa dinámica se puede instrumentalizar. El uso controlado de enteógenos en retiros ejecutivos, ceremonias privadas o espacios de iniciación produce efectos claros: la reducción crítica del escrutinio, la apertura emocional y la cohesión grupal.

Cuando la élite transforma la experiencia ritual en herramienta organizacional se abre un problema: la legitimidad de decisiones que se toman con base en insights o "revelaciones" surgidas bajo el efecto de una sustancia es dudosa. Además, el trance suprime la reflexividad y condiciona a la sumisión grupal: el liderazgo que se apoya en la emotividad compartida por una experiencia química corre el riesgo de desplazar la deliberación racional y la responsabilidad pública por decisiones tomadas en un estado de sugestión.

La experiencia mágica requiere conocimiento y recursos. Las sustancias eficaces, cuando son restringidas por secretos técnicos (fuentes botánicas, recetas, protocolos) y por control de acceso, se transforman en privilegio. Las élites históricas y contemporáneas han privatizado ese acceso: desde el control de jardines de plantas raras hasta la contratación exclusiva de chamanes formados. La asimetría de conocimiento se convierte en asimetría de poder: quien controla el ritual controla la posibilidad de revelación y la cohesión de sus aliados.

Esa monopolización tiene consecuencias materiales. Los retiros exclusivos, las payasadas de la new age corporativa o las sesiones controladas en búnkeres generan ventajas competitivas: equipos más cohesionados, decisiones colectivas menos disputadas y una estética de privilegio que alimenta la identidad del grupo. La exclusividad del acceso a experiencias transformadoras reproduce jerarquías y convierte un bien cultural compartido —el saber sobre plantas— en recurso de élite.

Las tradiciones dionisíacas y órficas muestran la ambivalencia: la experiencia mística libera y puede desestructurar, pero también exige reglas de contención. El proceso iniciático buscaba la transformación pero bajo guardias: límites de edad, requisitos de purificación y la presencia de guías que retornaban lo revelado a la comunidad como norma social. El riesgo moderno surge cuando se desmontan esos guardias y se privatiza la experiencia.

La sacralización empresarial de enteógenos reapropia símbolos antiguos para objetivos contemporáneos: optimización del liderazgo, innovación creativa, o búsqueda de "insights" para negocios. Pero esta conversión borra los contratos sociales previos que protegían a la comunidad frente al daño. Cuando la experiencia psíquica se convierte en un insumo corporativo, pierde su marco de responsabilidad colectiva y se transforma en instrumento de disciplinamiento selectivo.

La farmacia de los misterios ofrece recursos valiosos para la salud mental y la comunidad cuando se practica con marcos éticos, protocolos clínicos y respeto por las fuentes culturales. La apropiación elitista, en cambio, transforma una técnica de cuidado en un instrumento de dominio. Para mitigar riesgos hacen falta varias medidas: reconocimiento y retribución a las comunidades originarias, protocolos de consentimiento informados, control ético y científico de usos organizacionales y, sobre todo, límites legales que eviten la explotación cultural y la privatización del patrimonio botánico.

La lección final es doble: primero, que las prácticas enteogénicas tienen un valor humano y clínico potencial que merece respeto y estudio; segundo, que su instrumentalización como tecnología de gobierno o de cohesión privada reproduce desigualdades y erosiona mecanismos democráticos de rendición de cuentas. Reconocer ambas caras exige políticas de despojo invertido: no prohibir sin diálogo, no mercantilizar sin compensación, y construir marcos en los que el misterio deje de ser privilegio y recupere su potencial de cura colectiva.

Capítulo 35: Precios de Transferencia: El arte de mover beneficios entre fronteras.

LA COCAÍNA NO ES MERA anécdota hedonista en los salones de poder; ha sido, para muchas épocas y espacios de alta presión, una herramienta de trabajo normalizada. Sus efectos —rápida elevación de energía, sensación de invulnerabilidad, aumento de la confianza— la convierten en aderezo funcional para rutinas que demandan resistencia, velocidad de reacción y una baja tolerancia a la fatiga. Este capítulo describe la neurobiología de la droga, sus efectos conductuales relevantes para entornos de alto rendimiento, la cultura organizacional que la normaliza y las consecuencias sistémicas que se derivan cuando la química del individuo intersecta con las lógicas de mercado.

La cocaína actúa bloqueando la recaptación de monoaminas —en especial de dopamina— en las sinapsis presinápticas. Al impedir que la dopamina sea reciclada, las concentraciones extracelulares aumentan en áreas clave del cerebro: el núcleo accumbens, la corteza prefrontal y el sistema límbico. El resultado es una elevación abrupta de la sensación de recompensa, de la motivación inmediata y de la urgencia por repetir la conducta que generó la descarga.

Desde el punto de vista funcional, esto produce tres efectos relevantes para la toma de decisiones: aumento del enfoque sobre estímulos inmediatos, elevación de la percepción de utilidad de la acción presente y reducción de la sensibilidad a las consecuencias adversas futuras. En palabras llanas: la cocaína mejora la sensación de que una apuesta es buena y disminuye la prudencia que normalmente modera el riesgo.

A corto plazo, los sujetos bajo la influencia muestran incremento de la velocidad de procesamiento subjetivo, menor somnolencia y mayor tolerancia a jornadas intensas. Ese paquete explica en parte por qué la droga se asocia con mesas de negociación, salas de negociación bursátil o jornadas ejecutivas agudas: ofrece rendimiento inmediato cuando el tiempo y la precisión importan.

Pero esos beneficios se pagan con un coste. A nivel conductual, la sobreestimulación dopaminérgica se acompaña de:

- Mayor toma de riesgos y de apuestas improvisadas, por la sensación de invulnerabilidad.
- Reducción del procesamiento de señales negativas, lo que conduce a infravalorar pérdidas potenciales.
- Incremento de la impulsividad y de la agresividad verbal, que degradan la colaboración y la negociación.

A largo plazo aparecen daños neurobiológicos y psicosociales: tolerancia y dependencia, deterioro de funciones ejecutivas de la corteza prefrontal (memoria de trabajo, planificación), paranoia, ansiedad crónica y vulnerabilidad cardiovascular. La persona que consume regularmente corre el riesgo de ver su juicio deteriorado, su red social erosionada y su capacidad de empleo comprometida.

En ambientes donde la recompensa económica premia la audacia —trading de alta frecuencia, inversiones apalancadas, apuestas de mercado— la cocaína encaja culturalmente: refuerza relaciones de recompensa inmediata, produce estilos de liderazgo carismático y alimenta narrativas de invencibilidad. Ese fenómeno se traduce en dos dinámicas organizacionales:

- Normalización: el consumo deja de ser excepción y pasa a ser variable cultural aceptada. Nuevas generaciones incorporan el uso como medio de integración y rendimiento.
- Competitividad acelerada: quienes consumen obtienen, en períodos cortos, ventaja frente a rivales que no lo hacen; esto presiona a otros a emular conductas para no quedar rezagados.

El resultado es una espiral de incremento de la tolerancia al riesgo que puede traducirse en decisiones empresariales de alto impacto tomadas bajo estados neuroquímicos no neutros.

El consumo prolongado de estimulantes opera también en el registro relacional. Se tiende a institucionalizar una demanda de disponibilidad absoluta (viajes nocturnos, reuniones sin descanso) que erosiona vínculos familiares y sociales. La secretividad del consumo, sobre todo si es estigmatizado, produce aislamiento y la formación de subculturas internas donde la lealtad se paga con silencio.

El efecto psicosocial es la creación de entornos emocionales empobrecidos: la instrumentalidad se impone a la empatía, la vida afectiva se reduce a negociación y el tejido relacional, clave para decisiones sostenibles, se degrada. El liderazgo basado en el rendimiento químico se vuelve frágil porque depende de condiciones fisiológicas inestables y de una ficción de control.

Retomando la noción desarrollada anteriormente de "economía sadiana", la cocaína facilita una instrumentalidad afectiva: los afectos —sexo, lealtades, amistades— se vuelven monedas de intercambio usadas y descartadas conforme el cálculo de rentabilidad lo dicte. La droga nivela la sensibilidad moral que frena la explotación: reduce la empatía inmediata, facilita usos utilitarios de las personas y normaliza la instrumentalización como técnica de negocio. En contextos donde la explotación emocional ya es latente, la química funciona como catalizador.

En términos sistémicos, la normalización del consumo en entornos de decisión tiene consecuencias visibles. Errores de juicio personales pueden devenir errores de mercado: órdenes excesivas, apuestas apalancadas, ignorancia deliberada de señales adversas. Detrás de muchos episodios de pánicos financieros y de decisiones corporativas desastrosas hay patrones humanos que incluyen fatiga, exceso de confianza y decisiones impulsivas.

Adicionalmente, las organizaciones que toleran o fomentan el consumo enfrentan riesgos reputacionales y legales: escándalos públicos, demandas por negligencia en seguridad laboral y pérdida de confianza por parte de clientes e inversores. La ventaja de corto plazo se transforma, con frecuencia, en coste a mediano plazo.

Frente a esto, las respuestas efectivas combinan salud pública, ética organizacional y regulación. Algunas medidas probadas o plausibles son:

- Programas de salud ocupacional que prioricen bienestar y prevención del consumo: detección temprana, tratamiento confidencial, acceso a servicios de salud mental.

- Políticas organizacionales que limiten la glorificación del exceso: horarios, descansos obligatorios, control de eventos donde se normaliza el consumo.

- Protección legal y apoyo para denunciantes; protocolos que permitan a empleados reportar consumo sin represalias y con rutas de tratamiento.

- Educación ejecutiva sobre neurobiología del riesgo y entrenamiento en toma de decisiones sobrias bajo fatiga.

No se trata de paternalismo sino de prudencia: proteger la integridad de la decisión en entornos de alto impacto es una responsabilidad institucional.

La cocaína funciona —temporalmente— como "acelerador" de rendimiento, pero su uso introduce distorsiones neurobiológicas y sociales que degradan la calidad del juicio y el tejido humano de las organizaciones. La cultura del rendimiento extremo que la normaliza corre el riesgo de confundir productividad con destrucción: ganancias momentáneas por decisiones que luego generan pérdidas financieras, reputacionales y humanas.

El desafío es doble: recuperar prácticas laborales que sostengan rendimiento sostenible y ofrecer vías de salud que no criminalicen la enfermedad. La ética política exige que las sociedades sepan distinguir entre la búsqueda legítima de ventaja competitiva y la instrumentalización de cuerpos mediante toxinas que, a la larga, erosionan tanto la vida individual como la estabilidad colectiva.

Capítulo 36: El Lavado de Reputación: Filantropía y cultura como escudo.

EL TRÁNSITO RITUAL de la selva a la sala de juntas parece, a primera vista, un desplazamiento incongruente: lo que fue ceremonia comunitaria se convierte en producto de bienestar para ejecutivos. Sin embargo, la transformación tiene una lógica propia. La ayahuasca, bebida sagrada de pueblos amazónicos con usos terapéuticos y cosmológicos, ha sido reinterpretada en Occidente como herramienta de "insight" estratégico, de cohesión de equipos y de optimización psicológica. Esa apropiación no es únicamente exotismo estético: es la traducción de una técnica religiosa en dispositivo de management. El capítulo explora cómo ese trasvase ocurre, qué funciones cumple para organizaciones, cuáles son sus efectos —beneficios y riesgos— y qué condiciones éticas y prácticas convendría imponer para que la experiencia no se transforme en otra forma de captura cultural y de disciplinamiento corporativo.

La historia de la ayahuasca en la imaginación occidental arranca con viajeros, antropólogos y médicos que narraron experiencias radicales de tránsito sensorial y de confrontación con traumas. Esas narrativas, amplificadas por medios y por la literatura de autoayuda, construyeron un mito: un brebaje que abre puertas interiores, que "desbloquea" creatividad y que permite reconectar con un yo más auténtico. Ejecutivos cansados de métricas y boardrooms asépticas empezaron a escuchar aquello como posibilidad estratégica: si la experiencia puede desarmar defensas psicológicas y abrir la posibilidad de nuevos marcos de decisión, ¿por qué no usarla para crear líderes más flexibles y equipos más cohesionados?

Lo que sigue es un proceso de empaquetamiento: retiros que venden experiencia transformadora, agendas que prometen "claridad estratégica" tras una ceremonia, y consultoras que incorporan facilitadores y "chamanes" en programas de team-building. Ese mercado no es marginal; para ciertas firmas de consultoría de élite se trata de un insumo más en su catálogo. La apropiación convierte un know-how ritual en producto: se define precio, duración, logística y cliente objetivo. La ayahuasca deja la comunidad y entra a la economía de la experiencia.

La eficacia de cualquier ceremonia enteógena depende en gran medida del "set and setting": del contexto psicológico del participante y del entorno físico y social que lo acoge. Las versiones corporativas apuestan por la máxima optimización del setting: fincas exclusivas, confort hotelero, protocolos médicos, equipos de apoyo, música seleccionada y ceremonias dirigidas por facilitadores bilingües que combinan discursos tradicionales con terminología de desarrollo personal.

Los retiros se organizan como productos llave en mano: screening psicológico previo, preparaciones dietéticas, sesiones de integración posteriores y planes de seguimiento. Las instalaciones incorporan seguridad, personal médico y cláusulas contractuales que delimitan responsabilidad. Los costos son altos y la clientela suele ser reducida y selecta: altos ejecutivos, boards de directores, equipos de I+D. La experiencia se convierte en privilegio: un acceso simbólico y material que, además de prometer insight, sirve para demarcar pertenencia a una élite que puede costear y "merecer" revelar su intimidad.

Los argumentos que venden la ayahuasca como herramienta corporativa suelen ser instrumentales: mejora del liderazgo, desbloqueo creativo, resolución de conflictos, reducción de burnout. Estos propósitos encajan con un paradigma de management que valora la "innovación psicológica": el líder que accede a su vulnerabilidad es, supuestamente, más auténtico; el equipo que comparte revelaciones es, según la narrativa, más coeso. Se acompaña la promesa con referencias biomédicas emergentes sobre psicodélicos en terapia (psilocibina,

MDMA), pese a las diferencias farmacológicas y contextuales entre sustancias y tradiciones.

La soteriología tecnológica convierte el rito en una técnica de optimización: la experiencia se vuelve un "input" para la toma de decisiones, un atajo hacia la creatividad que será luego monetizada. En esa lógica, la legitimidad de la ceremonia no deriva de su significado comunitario sino de su utilidad instrumental para la organización.

La versión corporativa intenta controlar la experiencia para minimizar riesgos: selección rigurosa de participantes, presencia de equipos médicos, protocolos para crisis, integración psicológica posterior. Sin embargo, el control tiene límites. Los efectos subjetivos son imprevisibles: la apertura emocional puede desbloquear traumas graves para los cuales el ejecutivo —y su empresa— no está preparado. La presión implícita por "aprovechar" la experiencia en términos estratégicos puede transformarla en demanda performativa: el participante siente la obligación no solo de abrirse, sino de traducir su revelación en ventajas competitivas.

Esto plantea problemas éticos: ¿es legítimo que un empleador organice experiencias que alteran profundamente la mente de sus empleados? ¿Cómo se garantiza que el consentimiento sea libre y no inducido por la lógica de carrera? ¿Qué sucede cuando una revelación privada implica responsabilidad legal o información comprometida? Los controles médicos y de seguridad no resuelven la dimensión de poder que atraviesa la relación entre empleador y empleado.

Uno de los debates más sensibles es el del despojo cultural. La ayahuasca pertenece a saberes indígenas específicos; su manipulación, extracción y comercialización por actores externos plantea cuestiones de justicia cultural. ¿Quién autoriza la extracción y la transmisión de saberes? ¿Se reconoce y retribuye a las comunidades originarias? ¿Se respetan las condiciones de uso sagrado? Muchas versiones corporativas han ignorado estas preguntas, empaquetando rituales sin retribuir ni pedir permiso —o recurriendo a intermediarios marginados que no representan a las comunidades—.

La apropiación se torna problemática cuando no hay consentimiento comunitario, transferencia de beneficios ni respeto por las normas tradicionales. El mínimo ético exige acuerdos justos: contratos de beneficio compartido, reconocimiento de propiedad intelectual colectiva y retorno económico y cultural a las comunidades de origen. Sin esas medidas, el uso corporativo de la ayahuasca constituye saqueo.

La incorporación de experiencias enteogénicas en la cultura corporativa produce efectos estructurales:

- Potenciales beneficios: mayor apertura emocional, creatividad renovada, cohesión breve; algunos participantes reportan experiencias que reconfiguran prioridades personales y laborales.

- Riesgos organizacionales: decisiones estratégicas justificadas por "insights" internos sin base crítica; dependencia de experiencias extraordinarias para resolver problemas rutinarios; normalización de prácticas que excluyen a quienes no participan (discriminación por acceso).

- Riesgos legales y reputacionales: en muchos países el uso de ayahuasca es legal en contextos religiosos o clínicos, pero no en todos; empresas que facilitan su uso sin marco legal válido se exponen a litigios y a escándalos.

La experiencia puede también desactivar la deliberación institucional: la narrativa de epifanía personal se impone a procesos deliberativos públicos y a evidencia externa; así las decisiones derivadas de ceremonias pueden eludir mecanismos de evaluación y rendición.

Uno de los fallos más frecuentes en las prácticas corporativas es la integración deficiente. La experiencia puede ser intensa, pero si no se acompaña con procesos sostenidos de traducción —psicoterapia, coaching ético, evaluación de impacto— su efecto es efímero o, peor, peligrosamente malinterpretado. Integrar significa ayudar a traducir insights en acciones verificables, someter revelaciones a escrutinio crítico y evaluar consecuencias para stakeholders.

La integración requiere marcos técnicos: seguimiento clínico, espacios de diálogo supervisado, entrenamientos en ética y gobernanza para evitar que decisiones impulsivas derivadas de estados alterados se implementen sin controles. Sin integración, la ceremonia se queda en experiencia y no se convierte en reforma estructural.

Si la práctica existe y continuará, hay modelos que mitiguen daños y reconozcan derechos:

- Consentimiento y adecuada selección: screening médico y psicológico obligatorio; información completa sobre riesgos y límites del uso para fines corporativos.

- Acuerdos comunitarios: contratos de beneficio compartido con comunidades originarias que aportan saberes; pago por servicios culturales y protección de derechos colectivos.

- Protocolos clínicos y legales: supervisión médica, permisos regulatorios, cláusulas de responsabilidad y mecanismos de confidencialidad que protejan participantes y terceros.

- Transparencia y rendición: registro de actividades ante órganos competentes, informes de evaluación y auditorías independientes sobre impacto individual y organizacional.

- Investigación ética: colaboración con universidades y centros clínicos para generar evidencia sobre efectos y riesgos, con participación comunitaria e indemnización por daños.

Estas medidas reducen los riesgos de explotación y ayudan a transformar la práctica en experiencia ética y responsable.

El elemento político central es la legitimidad. Si las organizaciones justifican cambios estructurales en nombre de insights surgidos en ceremonias privadas, están vulnerando formas públicas de toma de decisiones. La legitimidad democrática y corporativa exige procedimientos visibles y verificables. La experiencia enteógena no puede sustituir consulta, auditoría o deliberación pública. Usada como pretexto para decisiones que afectan a terceros, la ayahuasca deviene atajo ilegal.

La apropiación corporativa de la ayahuasca revela una tensión clara entre exploración legítima de herramientas de salud mental y apropiación mercantil de prácticas culturales. La promesa de insight no justifica la expropiación cultural ni la suspensión de procedimientos de responsabilidad. Si la experiencia se practica con respeto, retribución y protocolos clínicos y éticos, puede ofrecer beneficios a individuos; si se instrumentaliza para acelerar decisiones o para cohesionar por disciplina, se transforma en tecnología de control.

La lección para las organizaciones es doble: primero, reconocer la diferencia entre experiencia transformadora y evidencia de política; segundo, proteger a las comunidades originarias y a los individuos que participan mediante acuerdos justos, protocolos clínicos y transparencia institucional. Solo así la exploración no se convierta en otra forma de extracción.

La Era Paleocibernética mezcla ritual y silicio, entroniza algoritmos y neurointerfaces como nuevas formas de poder; si la ayahuasca es hoy un insumo simbólico para elites, la nueva era promete materiales aún más íntimos: códigos que inciden en decisiones y neurotecnologías que pretenden reconfigurar la conciencia colectiva.

Capítulo 37: Freeports: El arte que nunca se ve y que nunca paga impuestos.

LA ERA PALEOCIBERNÉTICA no es solo una etiqueta tecnológica; es una hipótesis sobre la forma en que la modernidad reencauza viejas necesidades de dominio mediante medios nuevos. "Paleo" remite a lo arcaico —rituales, símbolos, jerarquías iniciáticas—; "cibernética" alude al gobierno por control de información y a la lógica de sistemas; la conjunción nombra una fase histórica donde la sacralidad y la técnica se recombinan: las élites recrean ritos y oficios ancestrales, pero los instalan sobre infraestructuras de silicio, algoritmos y redes de alta frecuencia. El resultado es una gobernanza híbrida en la que el oráculo se materializa en modelos predictivos y la liturgia en pantallas que recalculan la realidad en tiempo real.

Imagínese un retiro donde, en una sala blindada, se mezclan columnas de servidores con altares, música tribal y una mesa donde se discuten posiciones de mercado. Lo ritual y lo técnico se entretejen: invocaciones simbólicas a la misión de la empresa preceden a la presentación de un sistema de scoring que decide quién accede a crédito; el gesto primordial de pertenencia ahora incluye credenciales biométricas y claves criptográficas. La Era Paleocibernética es, entre otras cosas, la domesticación del ritual por la tecnología: los liturgistas son consultores de marca, los chamanes devenidos diseñadores de experiencia; las ceremonias se ejecutan con dashboards y sessions de realidad virtual.

Ese híbrido satisface una necesidad antigua: la de consolidar legitimidad. Un edificio con fachada luminosa y un algoritmo que predice el riesgo no son equivalentes, pero juntos constituyen una promesa poderosa: el templo técnico que sabe y el rito que bendice. De ese modo, la narrativa mítica que siempre acompañó la acumulación de capital encuentra nueva maquinaria para reintegrarse: la estética, la teatralidad y la precisión algorítmica se funden en un teatro donde la autoridad parece inevitable.

En la Era Paleocibernética los modelos predictivos actúan como oráculos. Los equipos de ciencia de datos diseñan "rituales computacionales" —backtests, ensembles, modelos de scoring— que no solo optimizan decisiones sino que las legitiman. Un comité ya no solo consulta a un experto humano; consulta al modelo que agrega millones de señales y emite una recomendación con una probabilidad calculada. El algoritmo, cerrado en su caja negra, asume el rol de sacerdote: pronuncia juicios, sanciona exclusiones y determina acceso.

Ese desplazamiento tiene implicaciones profundas. Primero, traslada autoridad desde la deliberación política hacia la validación técnica: la decisión legítima ya no requiere consenso público, sino el parecer del código. Segundo, la opacidad algorítmica dificulta la rendición de cuentas: ¿cómo impugnar una decisión cuando su fundamento es una red neuronal cuya lógica es poco interpretable? Tercero, la automatización normaliza la eficacia como criterio supremo de justicia: si la máquina produce resultados coherentes, su mandato se naturaliza y la crítica ética se debilita.

Si la arquitectura barroca fijó la autoridad en piedra, la Era Paleocibernética lo hace en búnkeres: espacios blindados donde la alta tecnología se combina con rituales de pertenencia. Estos enclaves reúnen servidores, centros de datos con latencias mínimas, salas de control y, a la vez, zonas de retiro donde se practica la socialidad intensiva: ceremonias privadas, experiencias enteogénicas, paneles estratégicos. El búnker es la nueva capilla: protege no solo activos financieros, sino un ecosistema de sentido compartido.

Para las élites, la ventaja es clara: aislamiento operativo, acceso privilegiado a recursos computacionales y la posibilidad de ejercitar potestades decisorias sin interferencias. Para la ciudad y la democracia, el costo es la concentración de soberanía técnica: decisiones que afectan amplios colectivos se diseñan y ejecutan detrás de muros de latencia y políticas de no divulgación. La geopolítica del búnker es, entonces, una soberanía por excepción: un enclave que opera bajo reglas propias y que redefine la territorialidad del poder.

En los márgenes de la innovación aparecen proyectos que prometen una transformación más íntima: interfaces cerebro-máquina, neuroprótesis y arquitecturas de ampliación cognitiva. El discurso transhumanista —mejorar la cognición, extender la vida, optimizar la toma de decisiones— se mezcla con la lógica corporativa: un liderazgo "mejorado" es más eficiente, menos empático y más decidido. La interconexión neural, proyectada como perfeccionamiento ejecutivo, se presenta como atajo hacia una autorregulación de riesgos informativos.

Los riesgos son múltiples. La posibilidad de lectura y modificación parcial de estados mentales plantea vulneraciones de la privacidad mental; la desigualdad de acceso a mejoras cognitivas profundiza brechas sociales; y la implantación de interfaces que optimizan parámetros de mercado reconfigura la noción misma de responsabilidad individual. La promesa de la inmortalidad operativa convive con la amenaza de una nueva biopolítica: quien controla la interfaz controla la agencia y la continuidad del decisor.

La tecnología criptográfica, originalmente celebrada por su potencial democratizador, se ha convertido también en nueva argamasa del anonimato sistémico. Criptoactivos, smart contracts y custodias distribuidas ofrecen instrumentos para codificar reglas y, a la vez, para ocultar beneficiarios mediante capas de contratos y wallets. La blockchain —paradójicamente— se vuelve vehículo de opacidad cuando se combina con herramientas de privacidad: tumbler services, exchanges opacos y jurisdicciones permisivas.

La alquimia digital funciona así: convertir flujos con origen opaco en instrumentos programables que se ejecutan sin intervención humana visible. Un smart contract puede ejecutar una cláusula de pago sin revelar la identidad de las partes; una wallet multisig puede distribuir control entre fiduciarios y algoritmos sin intervención pública. La nueva invisibilidad no depende tanto del secreto bancario tradicional como de la enjundia técnica: código y redes sustituyen a papeleo y corredores.

La Era Paleocibernética no solo produce herramientas; produce disposiciones. La tecnificación de la toma de decisiones y la liturgia de la eficacia producen una cultura de despojo afectivo: la empatía se vuelve externalidad costosa, la compasión un sesgo a corregir por modelos de optimización. Se consolidan, además, fortalezas psicológicas que actúan como armadura moral: narrativas de inevitabilidad técnica, creencias en la omnisciencia estadística y la convicción de que los algoritmos "saben mejor".

Ese ecosistema psicológico es peligroso: legitima la delegación de juicios morales a sistemas no humanos y erosiona la capacidad de deliberación colectiva. A mayor tecnocracia mítica, menor espacio para la discusión normativa: la gobernanza se codifica en arquitecturas y la política queda reducida a ajuste de parámetros.

La Era Paleocibernética plantea, con brutal claridad, un desafío normativo y democrático. No se trata de renunciar a la tecnología ni de demonizar la ciencia; se trata de reinstituirla en marcos de responsabilidad política y de control ciudadano. Las respuestas plausibles incluyen:

- Derecho de auditoría social para algoritmos críticos: explicabilidad obligatoria, auditorías independientes y reglas de disclosure para modelos que afecten derechos o recursos.

- Regulación de neurotecnologías: límites éticos y jurídicos sobre intervención cognitiva, protección de la privacidad mental y acceso equitativo a mejoras.

- Transparencia en infraestructuras de búnker: reporting de externalidades y mecanismos de gobernanza local que impidan enclaves de soberanía empresarial.

- Reforzamiento global contra opacidad criptográfica maliciosa: cooperación internacional para trazar beneficiarios reales y reglas sobre exchanges y custodias.

- Ética laboral y cultural que réstele centralidad a la eficacia como único valor: formación cívica en empresas, protocolos de deliberación y límites a la delegación de decisiones morales a máquinas.

En última instancia, la Era Paleocibernética no es destino inalterable. Es campo de disputa. Las máquinas pueden proclamar verdades probabilísticas; las sociedades democráticas deben seguir reclamando razones, explicaciones y controles. Si la gnosis antigua buscaba alinear sentido y acción, la gnosis tecnológica exige ahora algo semejante: que la sabiduría colectiva vuelva a gobernar la técnica y no al revés.

Capítulo 38: La Industria de los Facilitadores: Abogados, contables y consultores.

LA HISTORIA DE LA IGLESIA de la Cienciología no puede entenderse sin partir de una mezcla singular: la de un corpus de prácticas terapéuticas de intención privatizadora, la ambición empresarial de su fundador y un contexto regulatorio que presionaba por límites. L. Ron Hubbard aparece en esa historia como figura de tránsito entre cultura popular y emprendimiento organizativo: autor de libros, promotor de técnicas de autoayuda y, con el tiempo, arquitecto de una institución religiosa que, más allá de su mensaje doctrinal, comenzó a operar como un entramado corporativo con sólidos objetivos de supervivencia frente al escrutinio externo. Este capítulo reconstruye ese proceso de metamorfosis —desde la Dianética hasta la estructuración de la Iglesia como refugio institucional— y examina las tensiones legales y culturales que lo hicieron posible.

En la posguerra existía, en Estados Unidos y en gran parte del mundo occidental, un mercado creciente para técnicas de "mejora" personal: terapias, métodos de crecimiento, y corrientes de autoayuda que prometían rendimiento individual y social. En ese panorama aparece Dianética (1950), primero como manual popular que articulaba diagnósticos psíquicos y procedimientos de "auditoría" para liberar traumas. La obra captó la atención de amplios públicos: profesionales, aficionados a la psicología aplicada, y personas en busca de soluciones eficaces para problemas psicosociales.

La recepción de Dianética fue ambivalente desde el inicio: mientras atraía practicantes y pacientes, también encendía las alertas de comunidades profesionales (psiquiatría, medicina) y de agencias reguladoras que cuestionaban afirmaciones terapéuticas, prácticas de certificación y el uso de técnicas psicofisiológicas fuera de protocolos clínicos acreditados. Frente a esta tensión, la reacción de Hubbard y de su círculo fue evolutiva: buscaron modos para proteger la práctica, institucionalizar su difusión y, sobre todo, crear una arquitectura que minimizara el riesgo de cierre regulatorio.

Transformar una práctica de terapia en una organización religiosa fue, en el caso cienciológico, una decisión con múltiples aristas. Desde un punto de vista funcional, el estatuto de organización religiosa ofrece ventajas no meramente simbólicas: inmunidad relativa frente a ciertas intervenciones, exenciones fiscales en algunos marcos legales y, en la práctica, una condición legal que dificulta la persecución regulatoria por motivos profesionales. Así, la mudanza institucional —de movimiento terapéutico a iglesia organizada— se presentó como estrategia para preservar la continuidad operativa y la autonomía de método.

La metamorfosis implicó también la creación de una compleja red corporativa. Lo que empezó como un grupo de centros de auditoría se transformó en una constelación de entidades: corporaciones de formación, fundaciones, empresas de distribución, sedes internacionales y organismos administrativos que replicaban un mismo modelo organizativo con cierto grado de independencia jurídica. La multiplicación de entes y domicilios aseguró no solo expansión geográfica sino capacidad de maniobra frente a demandas legales y fiscales.

En términos prácticos, esa corporativización significó institucionalizar la verticalidad del saber: cursos pagados, niveles de acceso progresivo, certificaciones que delimitaban quién accedía a qué enseñanzas. La técnica, además, se convirtió en mercancía: cursos, auditorías y "niveles" operativos exigían pagos crecientes y constituían la principal fuente de ingreso para la red organizativa. La espiritualidad y la economía quedaron así entrelazadas de forma inseparable.

La necesidad de operar con discreción no es un mero capricho corporativo: en el mundo de las prácticas terapéuticas y de la intermediación de voluntades la reputación es activo estratégico. La construcción de una institución religiosa dotó a la organización de un "Ojo" simbólico: un lenguaje, rituales y símbolos que consolidaban una comunidad de pertenencia, pero que también ofrecían un marco legal para proteger prácticas internas frente a presiones externas. El anonimato y la protección institucional se volvieron, así, herramientas de sostenimiento operativo.

La confrontación con organismos reguladores fue persistente. A lo largo de las décadas, en distintos países, las prácticas cienciológicas fueron objeto de cuestionamientos por parte de autoridades sanitarias y de consumo por afirmaciones terapéuticas no acreditadas y por prácticas de certificación profesional. La respuesta organizativa fue multifacética: litigios, campañas mediáticas, movilización de adeptos y, cuando fue posible, la invocación de libertad religiosa como escudo jurídico. Convertir tratamientos en prerrogativa religiosa complicó la acción regulatoria tradicional que opera sobre proveedores clínicos.

Ese modo de defensa no está exento de controversia: para críticos, supone eludir controles sanitarios necesarios; para defensores, es ejercicio de libertad religiosa y asociación. La tensión entre autonomía religiosa y protección del consumidor constituye uno de los vectores centrales de la discusión sobre la institucionalización de prácticas terapéuticas no convencionales.

La institucionalización global se apoyó en una red de franquicias doctrinales: centros de cursos, organizaciones locales, organismos de supervisión interna y estructuras financieras que permitían reinvertir los ingresos en expansión. La promesa de la "salvación" operativa se mercantilizó a través de cursos escalonados, diplomas de acceso y niveles operacionales que eran, en la práctica, servicios de alto valor. La retórica espiritual funcionó como justificante moral y el modelo económico como motor de expansión.

La consecuencia es ambivalente: la organización creó espacios de comunidad y de sentido para muchos; al mismo tiempo, la economía interna obligaba a pagos que, para críticos y exmiembros, se volvieron fuente de explotación. Esta tensión entre comunidad significativa y lógica extractiva ha sido eje de críticas públicas y litigios que la Iglesia ha enfrentado con estrategias legales y de relaciones públicas.

La defensa institucional fue compleja y continuada: litigios prolongados en tribunales, campañas de relaciones públicas, presión sobre autoridades locales, y la constitución de oficinas legales y de asuntos públicos dedicadas a desmontar acciones regulatorias. La organización desarrolló, además, redes de abogados, lobbies y asociaciones que procuraban cambiar la percepción pública y las condiciones legales que regían su reconocimiento.

En distintos momentos la táctica mostró eficacia: en algunos países obtuvieron reconocimiento como entidad religiosa y, con ello, ventajas fiscales y protecciones. En otros, la resistencia normativa fue mantenida por años y la confrontación judicial se volvió un campo de desgaste mutuo. La estrategia consistió en proyectar una imagen de persecución religiosa frente a lo que en muchos casos eran críticas profesionales y sanitarias; esa narrativa funcionó políticamente en ciertos marcos.

La institucionalización global se apoyó en una red de franquicias doctrinales: centros de cursos, organizaciones locales, organismos de supervisión interna y estructuras financieras que permitían reinvertir los ingresos en expansión. La promesa de la "salvación" operativa se mercantilizó a través de cursos escalonados, diplomas de acceso y niveles operacionales que eran, en la práctica, servicios de alto valor. La retórica espiritual funcionó como justificante moral y el modelo económico como motor de expansión.

La consecuencia es ambivalente: la organización creó espacios de comunidad y de sentido para muchos; al mismo tiempo, la economía interna obligaba a pagos que, para críticos y exmiembros, se volvieron fuente de explotación. Esta tensión entre comunidad significativa y lógica extractiva ha sido eje de críticas públicas y litigios que la Iglesia ha enfrentado con estrategias legales y de relaciones públicas.

Con el tiempo el modelo religiosamente cubierto actuó, en la práctica, como un refugio operativo: estructuras patrimoniales complejas, fundaciones, holdings y un uso intensivo de la litigación como herramienta de defensa. La acumulación patrimonial se articuló tanto mediante ingresos por servicios como por la compra y gestión de activos inmobiliarios y otras inversiones que la red fue componiendo. Ese acervo económico permitió la financiación de litigios largos y la contratación de equipos legales y de relaciones públicas costosos, ampliando la capacidad de resistencia institucional frente a demandas externas.

La lectura crítica no puede omitir la diversidad de experiencias alrededor de la Iglesia: adherentes que relatan sentido, curación y comunidad; exmiembros denunciantes que narran abusos y explotación; observadores jurídicos que analizan la frontera entre libertad religiosa y protección del consumidor. El fenómeno plantea preguntas que exceden la simple sospecha: ¿qué límites debe imponer un Estado democrático a prácticas que se autodefinen religiosas cuando invaden campos regulados? ¿Cómo reconciliar la libertad de culto con la protección frente a prácticas potencialmente perjudiciales? ¿Puede la religión legítimamente servir de parapeto para actividades económicas que la ley regula?

La historia posterior de la organización incluye episodios que muestran la radicalización de las tácticas defensivas: en el capítulo siguiente se reconstruirá Operación Blancanieves, la intentona de infiltración de oficinas públicas para recuperar documentos que comprometían a la institución. Esa operación, juzgada y documentada, constituye un umbral: cuando la defensa institucional recurre a tácticas clandestinas, la línea entre protección y crimen se vuelve crítica y la organización cruza la frontera de la legalidad penal.

La trayectoria de L. Ron Hubbard y la posterior metamorfosis de su movimiento en institucionalidad religiosa muestran una lección más amplia: la ley y la cultura se encuentran y se tensionan cuando el mercado, la religión y la protección patrimonial se mezclan. Las organizaciones que combinan espiritualidad y actividad económica merecen un escrutinio público que no confunda persecución con exigencia de transparencia. Constituir la religión como refugio operativo no es fenómeno exclusivo del caso cienciológico; es riesgo general cuando las reglas democráticas permiten que la discrecionalidad institucional sirva de parapeto.

El problema no se resuelve con prohibiciones generales pero sí exige instrumentos: marcos legales que protejan genuinas prácticas religiosas, sistemas fiscales que eviten el abuso de exenciones y mecanismos de supervisión que garanticen el respeto a derechos individuales y colectivos. Solo así se puede equilibrar la libertad de asociación con la tutela del interés público.

Capítulo 39: Dubai y el Nuevo Eje del Capital: El refugio de la post-globalización.

LA RESPUESTA DE UNA organización cuando percibe que su existencia —sus privilegios, su crecimiento, su negocio— está amenazada por la fiscalización o por la acción de autoridades no es siempre la de abrirse y explicar. A veces opta por la contención, por la litigación, por el lobby; otras, por la clandestinidad. Operación Blancanieves (Operation Snow White) pertenece a este segundo repertorio: fue, en los años setenta, un esfuerzo coordinado de la organización cienciológica para infiltrarse en agencias gubernamentales, sustraer documentos y neutralizar investigaciones que ponían en peligro su estatus y sus finanzas. El capítulo reconstruye la operación, sus tácticas, su descubrimiento y sus consecuencias legales y simbólicas.

La génesis de Operación Blancanieves debe entenderse en clave defensiva: la organización respondía a años de investigaciones y a la acción de agencias reguladoras —principalmente el Internal Revenue Service (IRS) en Estados Unidos— que cuestionaban sus prácticas económicas, su reclasificación fiscal y ciertas afirmaciones sobre terapias. La estrategia oficial era pública —defensa legal, campañas de prensa—; la estrategia secreta, tal como emergió luego, consistió en neutralizar la posibilidad de persecución mediante la obtención o la eliminación de expedientes comprometidos.

Los objetivos eran claros y pragmáticos: identificar documentos adversos en archivos gubernamentales, obtener copias de expedientes sobre procedimientos en curso, influir en la imagen pública mediante la obtención de información sensible sobre adversarios, y, en algunos casos, filtrarla o destruirla para frenar la acción administrativa o judicial. La operación no pretendía solamente espiar: pretendía impedir que la evidencia llegara a condiciones de acción legal adversa para la organización.

La ejecución fue múltiple y compleja en sus modalidades. La operación combinó técnicas clandestinas de diverso tipo: empleo de "agentes" con identidades falsas, colocación de infiltrados en puestos administrativos que permitieran el acceso a archivos, robos nocturnos en oficinas, fotocopiado furtivo de documentos sensibles, y la manipulación de legajos mediante la eliminación de páginas o la sustitución de expedientes. En otros casos se usaron recursos más sutiles: solicitudes formales de información con apariencia legítima pero con propósitos de descubrimiento encubierto.

Se crearon equipos operativos con roles definidos: buscadores de información, operadores que establecían contactos, falsificadores de credenciales y logísticas que facilitaban el transporte de material comprometido. La logística incluyó el establecimiento de canales para retirar documentos, su almacenamiento temporal y la evaluación por parte de equipos que decidían si era oportuno destruir, denunciar o usar el material. La variedad de técnicas demuestra la ambición de la operación: no se trataba de un episodio aislado, sino de una campaña sostenida.

La cadena de mando y la responsabilidad organizativa fueron dos cuestiones centrales para la investigación posterior. Documentación y procesos probatorios mostraron que la operación no era iniciativa de agentes marginales sino que contaba con respaldo institucional en la vanguardia directiva. Mary Sue Hubbard —esposa del fundador y figura con responsabilidades ejecutivas— apareció en la cadena de mando según las investigaciones y fue una de las figuras que, tras la indagación, resultaron imputadas y condenadas por su papel en la planificación y supervisión de acciones ilegales.

Las investigaciones federales culminaron en procesos que llevaron a la detención y al procesamiento de varios dirigentes y operativos vinculados a la operación. Los cargos incluyeron conspiración, robo de documentos del gobierno federal, entrar con herramientas en oficinas protegidas y otros delitos relacionados. La presión judicial y mediática desarticuló la logística operativa y puso en evidencia la magnitud de la campaña clandestina.

La acción clandestina se complementó con una batería de tácticas públicas y semipúblicas: demandas estratégicas, campañas de denuncias contra investigadores y periodistas, y recursos legales interminables que buscaban desgastar a adversarios institucionales. La multiplicación de pleitos no era inocente: generaba coste reputacional y económico a los perseguidores y también servía para amedrentar a potenciales críticos.

Además, la organización desplegó una política de contención mediática: arte de relaciones públicas, creación de narrativas de persecución religiosa y apelación a derechos de libertad religiosa. Esa estrategia funcionó en algunos contextos para frenar investigaciones o para cambiar la discusión pública, pero no borró el peso de las pruebas que la operación dejó en los archivos judiciales.

Las condenas derivadas de la operación fueron significativas: la investigación culminó con múltiples declaraciones de culpabilidad y sentencias para algunos de los directores responsables. Entre los resultados más relevantes estuvo el llamado público a la responsabilidad institucional y la degradación reputacional de la organización en numerosos países. La existencia de Operación Blancanieves demostró que algunos actores estaban dispuestos a cruzar la frontera de la legalidad para proteger intereses organizativos, y eso tuvo un precio legal y moral alto.

La exposición de la operación produjo una conmoción pública. Los medios describieron la dimensión inédita de la acción: una organización religiosa con una estructura burocrática y recursos suficientes para intentar penetrar oficinas del Estado con el propósito de sustraer información. La narrativa pública no solo se centró en los delitos concretos, sino en la cuestión más amplia de la legitimidad institucional: ¿qué límites debe permitir una sociedad a grupos privados cuando usan su capacidad organizativa para operar por fuera de la ley?

La publicidad del caso tuvo efectos diversos: alimentó investigaciones en otros países, reavivó debates sobre límites a la libertad religiosa cuando se solapa con actividad ilícita, y reforzó demandas de mayor control y supervisión sobre organizaciones con actividades económicas y de membresía extensiva.

Operación Blancanieves mostró, además, que la clandestinidad organizativa no es únicamente nacional. Las redes de apoyo transnacional, los despachos de abogados, intermediarios y agentes que ofrecían servicios administrativos jugaron un papel en la logística de la operación. Identificar y desarticular esas redes exigió colaboración internacional de autoridades policiales y judiciales, algo que, entonces, estaba menos institucionalizado que en la actualidad.

Hay que situar Operación Blancanieves en una cronología mayor: décadas después de los hechos y tras litigios extensos y negociaciones políticas, la relación entre la organización y el IRS estadounidense experimentó cambios relevantes con un acuerdo en 1993 que reconoció un estatus fiscal determinado. Es importante no simplificar: el reconocimiento fiscal fue el fruto de un proceso legal y político largo que incluyó campañas de litigio, negociación y la presentación de documentación que cumplía requisitos legales. No borra el pasado judicial ni las implicaciones éticas de Operación Blancanieves, pero muestra la complejidad de la dinámica entre litigio, negociación y reconocimiento institucional.

Operación Blancanieves dejó lecciones duras. Primero, que la conjunción de recursos organizativos, voluntad de impunidad y acceso a tecnología puede convertir a grupos privados en actores capaces de desafiar el Estado de derecho. Segundo, que la respuesta institucional requiere tanto investigación rigurosa como reformas legales que cierren rendijas regulatorias. Tercero, que la tensión entre libertad de asociación y obligación de transparencia es central: las sociedades democráticas deben proteger la libertad religiosa, pero también imponer límites cuando las organizaciones recurren a la clandestinidad para proteger intereses ilícitos.

Ante eso, la lección práctica es doble: fortalecer capacidades de investigación y protección de archivos públicos; y dotar al derecho de instrumentos para proteger la esfera pública sin caer en persecuciones por motivos de creencias. Operación Blancanieves es, en último término, advertencia sobre lo que sucede cuando la defensa institucional se vuelve clandestina: la democracia pierde, la confianza se erosiona y los costos sociales se multiplican.

Capítulo 40: Singapur y la Eficiencia Opaca: El modelo asiático.

LA SEA ORGANIZATION —Sea Org— apareció como respuesta operativa y simbólica a una necesidad básica de la organización: crear un cuerpo de lealtad que no dependiera de los límites estatales y que, al mismo tiempo, ostentara la disciplina y la disponibilidad absolutas que la dirección exigía. Convertida en emblema de devoción y en aparato operativo, la Sea Org articuló una fisionomía singular: buques como sedes móviles, contratos rituales que prometían entrega perpetua y una estructura paramilitar que proscribía la vida ordinaria. Sus símbolos y procedimientos no son meramente anécdota; son piezas organizativas que permitieron consolidar un modo de protección y extracción de recursos difícil de fiscalizar.

La idea de operar desde el mar entroncaba con múltiples motivaciones: el deseo de operar fuera de jurisdicciones que podían perseguir prácticas no autorizadas, la búsqueda de un espacio de autonomía donde las reglas internas pesaran más que las externas, y la evocación de un imaginario utópico —la nave como arca— que justificaba sacrificios personales en nombre de una misión transnacional. El inventario material fue sencillo: algunos barcos rentados o comprados, tripulaciones disciplinadas y una logística que mezclaba lo náutico con lo administrativo. Desde la década de 1960 los buques sirvieron como sedes de cursos, centros de entrenamiento y, sobre todo, como espacios donde la disciplina interna se practicaba de manera intensiva.

El gesto contractual más célebre fue, y sigue siendo, el llamado "contrato de un billón de años" que miembros de la Sea Org firmaban simbólicamente. La cifra, hiperbólica, no debe leerse literalmente sino como rito fundacional: acuerdo de servicio por tiempo indefinido que expresaba una entrega total, una rendición de la vida profesional y una promesa de lealtad absoluta. En la práctica el contrato cumplía funciones operativas y psicológicas: articulaba identidad grupal, aumentaba la cohesión y marcaba una diferencia clara entre quienes pertenecían a ese cuerpo y el resto de adherentes.

El simbolismo tenía consecuencias concretas: quienes firmaban ese pacto adoptaban una forma de vida de intensa disponibilidad, con jornadas extensas, movilidad constante y prioridad absoluta de la misión organizativa sobre la vida privada. El "billón de años" funcionaba como ritual de adscripción que formalizaba la subordinación voluntaria a un orden que demandaba sacrificio.

La Sea Org organizó, en sus años de mayor actividad, una jerarquía que combinaba rangos navales con nomenclaturas religiosas. Existían cadenas de mando estrictas, ejercicios de disciplina, uniformes y rituales cotidianos que normalizaban la obediencia. El régimen interno priorizaba la eficiencia: calendarios intensos de actividad, tareas asignadas con rigor y una cultura del reporte que vigilaba el cumplimiento. La disciplina se complementaba con recompensas simbólicas y con la promesa de avance dentro de la organización para quienes demostraban entrega.

El sistema disciplinario incluyó procedimientos internos de evaluación y sanción. Para quienes no se adaptaban existían medidas de reubicación, reducción de responsabilidades o expulsión. La coexistencia de rituales espirituales y sanciones administrativas creó una organización donde la devoción y la disciplina se reforzaban mutuamente: el sacramento del servicio y la rutina del trabajo se comprendían como una única práctica de pertenencia.

La adquisición y explotación de barcos como el Freewinds constituyó la materialización más evidente de la apuesta por la soberanía marítima. Navegando en aguas internacionales, el Freewinds ofrecía la posibilidad de impartir cursos de alto nivel y de celebrar ceremonias sin la fricción regulatoria que impone la ley terrestre. Ese aislamiento físico y jurídico tuvo ventajas tangibles: movilidad, discreción y la posibilidad de establecer rutinas internas con menor riesgo de intervención administrativa.

Operar en lo internacional generó asimismo un efecto simbólico: el buque se convirtió en enclave soberano móvil, una "isla" donde la organización podía reproducir sus normas. Esa condición de enclave facilitó prácticas que, en tierra firme, habrían generado más preguntas regulatorias y operativas, y reforzó la sensación de pertenencia a una entidad con capacidad para diseñar su propia jurisdicción funcional.

La lógica de la Sea Org se combinó con estrategias jurídicas y financieras destinadas a reducir la exposición: domicilios múltiples, entidades registrales en distintas jurisdicciones, contratos de voluntariado y cláusulas de confidencialidad. La fragmentación legal dificultaba, para auditores y autoridades, la identificación de responsabilidades laborales y fiscales: ¿eran miembros empleados o voluntarios? ¿qué ley regía sus condiciones? La respuesta dependía a menudo del lugar donde se encontrara la persona y del imaginario contractual firmado.

Esa opacidad jurídica no fue accidental sino funcional: permitió operar en ámbitos donde las leyes laborales, fiscales y de inmigración habrían impuesto límites severos. Al jugar con fronteras legales y con la movilidad marítima, la organización generó una especie de "zona gris" que complicó las acciones de control y protección de derechos.

La Sea Org fue también instrumental en la dinámica de extracción económica: sus miembros, en su dedicación total, contribuían con tiempo, trabajo y donaciones que sostenían la maquinaria organizativa. La lógica de extracción no solo implicó captación de recursos financieros directos sino trabajo intensivo en instalaciones, enrollamiento en campañas de captación de nuevos miembros y prestación de servicios a costos personales muy altos. La organización centralizó y fungió como "cofre de guerra" que acumulaba recursos para litigar, expandir megasedes y financiar defensa legal.

Esa maquinaria de extracción fue, en último término, una economía interna donde la lealtad se convertía en capital. La promesa de ascenso espiritual y responsabilidad mayor servía para legitimar la entrega, mientras la estructura jurídica y financiera protegía los activos institucionales frente al escrutinio.

Dentro de la Sea Org se desarrollaron programas de "rehabilitación" para miembros que no cumplían estándares —procedimientos que incluían disciplinamiento severo, trabajos forzados y aislamiento—. El Rehabilitation Project Force (RPF) operó como mecanismo de reeducación interna: quienes eran enviados debían someterse a rutinas físicas y de confesión. Testimonios de exmiembros describen prácticas que han sido objeto de crítica por parte de organismos de derechos humanos y periodistas: condiciones laborales duras, control psicológico y privación de ciertas libertades personales.

La existencia de tales mecanismos plantea preguntas políticas y éticas: ¿hasta qué punto la organización puede regular la conducta de sus miembros en nombre de la disciplina espiritual? ¿Dónde termina la autonomía religiosa y comienza la vulneración de derechos laborales y personales? Esas preguntas han sido foco de litigios y denuncias en varios países.

La centralidad del control fue administrada por comités internos —por ejemplo, el Watchdog Committee— que supervisaban cumplimiento, disciplina financiera y alineamiento ideológico. Esa supervisión permitía no solo garantizar la lealtad, sino también administrar el flujo de recursos: enviar aportes, coordinar campañas de recaudación y ordenar prioridades presupuestarias. La capacidad de controlar recursos y comportamiento convirtió al comité en un aparato de gobierno interno con facultades amplias.

La institucionalización del control produjo una máquina administrativa capaz de responder a auditorías, de montar defensas legales y de reconfigurar narrativas públicas cuando fue necesario. Esa profesionalización fue parte central de la persistencia organizativa: la Sea Org no era improvisación mística, sino aparato logístico con capacidades de gestión global.

La combinación de disciplina estricta y extracción económica tuvo costes personales y sociales. Testimonios reunidos por periodistas, organismos de derechos humanos y exmiembros dan cuenta de jornadas extenuantes, de limitaciones a la vida familiar, de desgaste psicológico y de dificultades para abandonar la organización cuando se intentaba hacerlo. Las historias no son uniformes: hay quienes declaran haber encontrado sentido y comunidad; hay otros, que denuncian abuso. La pluralidad de experiencias obliga a una mirada compleja: no se puede disolver la responsabilidad pública en la ambivalencia individual.

Para sostenerse, la organización desarrolló brazos para la defensa pública y jurídica: el Office of Special Affairs (OSA) y unidades de litigio y relaciones públicas que actuaban con agresividad profesional en defensa de la reputación. Demandas, campañas de prensa y respuestas legales constituyeron la otra cara de la protección: no solo se aislaba a miembros y activos, sino que también se intentaba controlar la narrativa pública mediante recursos judiciales y estrategias mediáticas.

Ese despliegue profesional encaja con la lógica del refugio: disponer de recursos para litigar es parte del blindaje institucional. La capacidad de sostener litigios largos y de contratar equipos legales internacionales fue, a la postre, uno de los activos que permitieron a la organización resistir presiones regulatorias durante años.

La Sea Org sintetiza muchas de las tensiones que hemos recorrido en este libro: la confluencia entre devoción y disciplina, entre refugio operativo y evasión regulatoria, entre comunidad y control. Su artefacto organizativo muestra cómo la creación de un cuerpo de lealtad puede ofrecer ventajas estratégicas y, al mismo tiempo, generar vulneraciones de derechos y opacidades difíciles de justificar éticamente.

Las preguntas que quedan son políticas: ¿cómo se regula una organización que se reclama religiosa pero que actúa con lógica corporativa y paramilitar? ¿Qué límites debe imponer el derecho laboral y el derecho penal cuando la actividad se despliega en alta mar y en jurisdicciones intermedias? ¿Cómo proteger a las personas que entregan su vida a proyectos colectivos sin criminalizar la libertad religiosa?

La respuesta no es simple: exige herramientas legales adaptadas a la movilidad global, coordinación internacional para proteger derechos laborales y mecanismos de transparencia que permitan que la devoción no sea pretexto para la extracción y la opacidad. La Sea Org es, en definitiva, ejemplo material de que la soberanía puede desplegarse en barcos y contratos simbólicos, pero que la legitimidad no se reconcilia con la vulneración de la persona.

Capítulo 41: Las Zonas Económicas Especiales: Agujeros negros en la soberanía nacional.

LA SUPLANTACIÓN DE un fundador por un sucesor siempre abre una línea de tensión: continuidad de la misión, reorganización del poder y, a menudo, recomposición de los aparatos de control. En la historia interna de la organización que heredó L. Ron Hubbard, David Miscavige encarna ese tránsito. No es simplemente un nombre de liderazgo; representa una fase de institucionalización fuerte, de centralización administrativa y de profesionalización de mecanismos de vigilancia interna que algunos celebran como orden y eficiencia y otros denuncian como autocracia. Este capítulo examina ese proceso —su lógica y sus efectos— con atención a lo constatado y a las denuncias que han llegado a la opinión pública.

Tras la muerte del fundador, la organización enfrentó la pregunta estructural clásica: quién ordenaría lo disperso y con qué criterios. David Miscavige, figura carismática y hábil en la gestión interna, ascendió a la cima en un proceso que combinó maniobras políticas, control de aparatos administrativos y la relegitimación del proyecto como empresa global. Su estilo se describió a menudo en términos marciales: orden, disciplina y exigencia de eficiencia. Para sus partidarios, la centralización fue necesaria para profesionalizar un movimiento que había crecido caóticamente; para sus críticos, preludió la instauración de una cultura verticalista donde la obediencia se confundía con devoción.

El fenómeno no fue solo de palabra. Bajo la dirección de Miscavige se reorganizaron oficinas, se redefinieron flujos de poder y se concentraron decisiones que antes estaban más dispersas. El liderazgo dejó de ser una red de centros de iniciativa y pasó a ser un centro único de decisiones operativas. Esa concentración de autoridad ofreció ventajas logísticas y coherencia estratégica; también redujo el pluralismo interno y creó un punto único de falla institucional.

Entre las innovaciones administrativas más comentadas por exmiembros y analistas estuvo la creación de organismos internos de control económico, homologados por críticos como "finance police". Bajo distintos nombres y estructuras —equipos de auditoría interna, unidades de cumplimiento, comités financieros— se implementaron sistemas de supervisión para asegurar que los ingresos, las donaciones y los flujos de cursos convergieran hacia los proyectos centrales. Estas unidades establecieron procedimientos de reporte riguroso, auditorías regulares y sanciones administrativas por incumplimiento.

Quienes defienden estas medidas las presentan como prácticas de buena gobernanza: evitar desvíos, profesionalizar la contabilidad y proteger los activos institucionales. Los detractores advierten que los mecanismos se emplearon con objetivos disciplinarios además de financieros: controlar la conducta de centros locales, presionar por metas de recaudación y sancionar disidencias mediante el bloqueo de fondos. El término "finance police" sintetiza esa percepción crítica: no solo vigilancia contable, sino una policía administrativa que vigila la lealtad a través del flujo monetario.

La consolidación del mando bajo un liderazgo fuerte suele ir acompañada de purgas: remoción de cuadros, reestructuración de cargos y expulsiones. En este caso, las purgas adoptaron formas administrativas —destituciones, transferencias forzadas, cambios de rango— y, según testimonios recogidos por periodistas y algunos procesos judiciales, prácticas disciplinarias más severas para quienes cuestionaron la línea oficial. La expulsión no siempre se traducía en un adiós pacífico: implicaba con frecuencia la pérdida de acceso a redes de apoyo, la imposibilidad de ejercer labores dentro de la organización y la ruptura con comunidades enteras.

Para el liderazgo esas medidas eran justificadas como defensa contra desviaciones que podían desestabilizar un proyecto global. Para los expulsados, representaban la instrumentación de la disciplina como herramienta de neutralización de críticas. El carácter administrativo de las purgas las hizo más eficaces: no eran hechos aislados sino mecanismos previsibles que advertían a los miembros de las consecuencias de la disidencia.

El sistema disciplinario incluyó, como ya quedó documentado en capítulos previos, programas de "rehabilitación" para miembros considerados inapropiados. El RPF —Rehabilitation Project Force— funcionó como espacio de corrección interna: trabajo intensivo, reeducación ideológica y supervisión rigurosa. Los testimonios que describen estas prácticas varían: algunos exmiembros hablan de experiencias positivas de reorientación, otros denuncian condiciones duras y violaciones de derechos básicos.

Desde el punto de vista de la gerencia, el RPF fue un instrumento para recuperar capital humano y restablecer disciplina; desde la mirada crítica, operó como mecanismo de coerción que permitía subsumir voluntades bajo la lógica del cumplimiento. En ambos casos, la existencia de un aparato disciplinario de esa naturaleza afectó la percepción externa sobre la organización y sus prácticas laborales.

Bajo la administración centralizada, las políticas de recaudación se volvieron intensas y profesionales. Campañas de recaudación, programas de cursos obligatorios y un énfasis en donaciones y legados generaron flujos que sostenían expansiones inmobiliarias y litigios costosos. El Watchdog Committee —órgano de supervisión interna— se consolidó como inspector implacable del cumplimiento económico: metas, reportes, inspecciones y sanciones. En la jerga interna, asegurar que cada centro "diera" lo que debía era un mandato operativo tan central como la formación doctrinal.

Esa orientación intensificó las críticas de extracción: exmiembros y denunciantes han relatado presiones para obtener donaciones, campañas que empujaban a personas a vender activos personales y prácticas de fundraising percibidas como coercitivas. La dirección sostiene que la recaudación es necesaria para sostener proyectos globales; los críticos sostienen que algunas prácticas cruzaron límites éticos.

La defensa institucional se articuló también mediante unidades dedicadas a la reputación y la respuesta a críticas: la Office of Special Affairs (OSA) asumió funciones de relaciones públicas, litigio y, según documentos judiciales y denuncias, acciones de defensa agresiva contra medios y críticos. La OSA profesionalizó la respuesta: estrategias legales, campañas de prensa y seguimiento minucioso de adversarios públicos. La existencia de una oficina con ese mandato revela una voluntad de control de la narrativa y de protección activa de la institucionalidad.

Para la administración central, la OSA era escudo y espada; para los críticos, evidencia de una organización que responde a cuestionamientos mediante presión legal y campañas de desacreditación en lugar de diálogo público.

La consolidación de control bajo Miscavige —la creación de órganos de fiscalización interna, las purgas, la disciplina paramilitar y la profesionalización de la defensa institucional— creó una autocracia organizativa que ofreció ventajas operativas: mayor coherencia, defensa legal efectiva y capacidad de resistencia ante investigaciones. Pero esa misma concentración de poder incrementó la vulnerabilidad moral y política: la opacidad se volvió más pronunciada, la protesta interna más peligrosa y la exposición pública más costosa cuando las controversias emergían.

Hay una lección política clara: la concentración de autoridad en cualquier institución que maneja recursos y reputación sin mecanismos efectivos de rendición de cuentas conduce a dinámicas de captura interna y a prácticas que, si no se corrigen, erosionan legitimidad. Para organizaciones que alegan fines religiosos o sociales, el imperativo es doble: proteger la libertad de pertenencia y asegurar, al mismo tiempo, los derechos de quienes trabajan y la transparencia que toda entidad que gestiona capital público o privado debe ofrecer.

El balance final no es solo una acusación o una apología; es una advertencia institucional: cuando la vigilancia interna se convierte en policía económica y la devoción en disciplina, la organización se fortalece en lo operativo pero pierde solidez moral. Rehabilitar confianza exige abrir canales de auditoría externa, mecanismos de protección laboral y garantías de transparencia que permitan conciliar la autonomía asociativa con la obligación de rendir cuentas ante la sociedad.

Capítulo 42: CBDC y el Fin del Efectivo: ¿Hacia una vigilancia total?

EL DINERO NO SOLO CIRCULA; se fija, se petrifica, se hace muro y fachada. La acumulación opaca de riqueza encuentra en la propiedad inmobiliaria un refugio privilegiado: un activo tangible, visible, difícil de disolver y a la vez extremadamente útil para reescribir historias de legitimidad. El llamado "dinero fantasma" —capital que existe en estructuras opacas, vehículos interpuestos y cuentas cifradas— busca en los ladrillos un modo de hacerse creíble. Este capítulo examina cómo esa conversión opera: de la contabilidad opaca a la compra de inmuebles emblemáticos, del uso de "Ideal Orgs" como vitrina a la arquitectura jurídica que transforma edificios en instrumentos de protección y reputación.

La primera lección es técnica: cuando el secreto bancario, el corporativismo anónimo y las jurisdicciones permisivas se combinan, se crea un ecosistema donde el capital puede circular con costos de exposición muy bajos. En ese entorno, la inversión inmobiliaria se presenta como solución. Comprar un edificio en una capital financiera, una villa en la Riviera o un rascacielos corporativo no es solo negocio: es transformar el dinero invisible en una prueba pública de éxito. El activo inmoviliza valor y, al mismo tiempo, ofrece una multiplicidad de usos: sede operativa, garantía, elemento de prestigio y, si se desea, vehículo de reingreso de capital a circuitos formales.

La arquitectura societaria que permite ese reciclaje combina trusts, fundaciones, sociedades pantalla y directorios nominales. A través de cascadas de titulares legales y de acuerdos fiduciarios, el beneficiario final queda disociado del registro público. La compra del inmueble se documenta en la cadena jurídica, pero la identidad del verdadero dueño puede seguir oculta. Esta ingeniería transforma al inmueble en "instrumento contable" que, mantenido o revalorizado, sirve para justificar flujos, pedir créditos y sostener narrativas de solvencia.

En algunos casos estudiados, organizaciones —religiosas u organizativas— han usado la adquisición de edificios emblemáticos como estrategia de legitimación. Las llamadas "Ideal Orgs" actúan como sedes visibles: fachadas imponentes, placas con el nombre de la organización, salas de recepción que funcionan como vitrinas. Al comprar inmuebles en ubicaciones prominentes, la entidad no solo asegura un lugar para su actividad sino que envía un mensaje público: solvencia, permanencia y, por ende, legitimidad.

La dimensión práctica es simple y poderosa. Un edificio comprado con dinero cuya trazabilidad es opaca ofrece, al menos, tres ventajas: 1) sirve como depósito de valor relativamente seguro; 2) crea una presencia visible que dificulta cuestionamientos públicos sobre la ausencia institucional; 3) permite contratos y operaciones económicas aparentes (alquileres, eventos) que ayudan a "normalizar" la exposición financiera en circuitos formales. Para críticos, sin embargo, la proliferación de compras inmobiliarias por entidades opacas es síntoma de que el espacio urbano se está convirtiendo en depósito de riqueza no fiscalizada.

La conversión del dinero fantasma en patrimonio inmobiliario no es sólo contable; es también reputacional. Adquirir inmuebles en zonas culturalmente importantes —museos, clubes, edificios patrimoniales—

funciona como técnica de blanqueo reputacional: el dinero que estaba en las sombras reaparece asociado a un bien apreciado por la comunidad. La lógica es la misma que la de la donación filantrópica: transformar riqueza en visibilidad moral. En ambos casos, la operación modifica la percepción pública.

Desde el punto de vista operativo, el proceso suele incluir: constitución de una sociedad pantalla, compra mediante esa entidad, participación de fideicomisos que anotan beneficiarios diferentes, y la utilización del inmueble para actividades que generan facturación aparente. El activo, entonces, deja de ser sóla propiedad: se vuelve herramienta para justificar flujos y para darle "cara" a un capital que antes no la tenía.

En ciertos contextos, la posesión de inmuebles y la existencia de estructuras asociadas se combina con una estrategia diplomática para disuadir indagaciones. Activos ubicados en jurisdicciones con fuertes protecciones legales, o comprados en plazas donde la intervención estatal es costosa y sensible políticamente, actúan como capas adicionales de defensa. La presión para acceder a documentación se vuelve no solo técnica sino política: ¿vuelve conveniente el coste reputacional y diplomático de exigir la apertura de un archivo sobre un edificio que aloja instituciones respetadas?

Esa disuasión no es invulnerable, pero sí ralentiza procesos: investigar flujos que desembocan en bienes inmuebles en múltiples países exige cooperación internacional, tiempo y recursos que muchas fiscalías no tienen o que no priorizan. La correlación entre propiedad inmobiliaria y protección política se vuelve, así, una ventaja estratégica.

No todas las compras son moralmente cuestionables; muchas obedecen a razones legítimas. Sin embargo, la técnica se presta a abusos: la concentración de activos por parte de clientes opacos distorsiona mercados, genera expectativas de reventa que inflan precios y contribuye a la gentrificación. Los bienes inmuebles, cuando se usan como depósitos de valor para capitales opacos, reducen la disponibilidad de espacios para usos locales y elevan costos de vida en barrios enteros.

A la larga, esas dinámicas producen externalidades sociales: segregación, pérdida de tejido local y dependencia de economías orientadas al servicio de élites no residentes. Las víctimas no son solo autoridades fiscales, sino comunidades enteras que ven transformadas su ciudad por flujos de dinero invisible.

Otro mecanismo de protección es la articulación con actores diplomáticos o con filiales en países que ofrecen inmunidades particulares. El uso de recursos legales para obtener "puentes" de protección —desde acuerdos de reciprocidad hasta apoyos consulares— convierte la posesión inmobiliaria en red de seguridad. El activo físico y su instrumento jurídico se vuelven, así, piezas de un ajedrez internacional donde la soberanía y la jurisdicción se negocian con el tiempo y la diplomacia.

El fenómeno tiene un nombre y una geografía: pequeñas jurisdicciones que ofrecen regímenes fiscales atractivos y estructuras legales opacas ven florecer su mercado inmobiliario a partir de clientes foráneos que buscan reserva patrimonial. Gran Caimán, Jersey, las islas del Caribe y ciertos distritos financieros londinenses y neoyorquinos se convierten en plazas donde la propiedad inmobiliaria pasa a jugar el papel de refugio. Los mercados locales se adaptan: proliferan servicios de custodia, despachos legales y casas de subastas que optimizan la llegada y la gestión de esos capitales.

La convergencia entre paraísos fiscales y mercado inmobiliario es central: allí donde el registro de beneficiarios finales es débil y la cooperación fiscal limitada, la inversión en bienes raíces es más atractiva para capitales que desean visibilidad sin exposición.

Para muchas economías insulares, la atracción de capital inmobiliario es política de desarrollo: venta de terrenos, inversión en infraestructuras y renta por servicios. No obstante, la dependencia produce fragilidad: cuando las condiciones internacionales cambian

—listas negras, presiones regulatorias—, el flujo puede revertirse y dejar economías locales en crisis. Nauru es recordatorio: la venta de soberanía sin construcción institucional termina en trampa.

La política pública puede, y debe, intervenir con instrumentos concretos:

- Registro público de beneficiarios reales: obligar a declarar quién se beneficia económicamente de cada entidad que participa en la compra de inmuebles.

- Due diligence obligatoria en grandes transacciones: chequear origen de fondos en operaciones de compra de bienes inmuebles de alto valor.

- Transparencia fiscal y cooperación internacional: intercambio automático de información y sanciones a jurisdicciones que protegen anonimato perverso.

- Requisitos de origen y trazabilidad en freeports y para el mercado del arte: impedir que activos culturales y bienes de alto valor sean usados como vehículos de ocultamiento.

- Fiscalidad disuasiva sobre estructurasque conviertan inmuebles en refugios permanentes y promoción de medidas que favorezcan tenencia a largo plazo por residentes locales.

Estas herramientas no neutralizan los incentivos del capital, pero aumentan el coste de la opacidad y restan atractivo a los modelos que dependen de la invisibilidad.

El legado del dinero fantasma en el mercado inmobiliario es ambivalente: por una parte, permite la preservación privada de patrimonio; por otra, despoja al espacio urbano de su vocación pública y transforma el derecho de propiedad en herramienta de impunidad. La conversión del capital opaco en patrimonio visible no resuelve el problema de fondo: la necesidad de transparencia y de reglas que permitan que la ciudad y el territorio sigan sirviendo a múltiples fines, no solo al refugio de riqueza.

La política más efectiva no es prohibir la inversión extranjera —es, en ocasiones, fuente de desarrollo— sino exigir reglas que distingan inversión legítima de lavado y que protejan, al mismo tiempo, el interés público. Solo así el ladrillo deja de ser escudo y vuelve a ser infraestructura de ciudadanía.

Capítulo 43: El Periodismo de Filtraciones: De los Panama Papers a Pandora.

LA SERPIENTE NO AVANZA en línea recta; se desliza, busca hendiduras, aprovecha el calor y se oculta en la maleza hasta que la presa aparece. Llamar a cierto modo de acumulación y consolidación de poder "Estrategia Serpentina" es, por desgracia, apropiado: designa un conjunto de prácticas que no pretenden la ocupación violenta y rápida, sino la explotación paciente de grietas legales, rupturas simbólicas y catástrofes públicas para insertar piezas del poder que, con el tiempo, fijan una nueva normalidad. No es una conspiración instantánea ni un plan único trazado en un despacho iluminado por un solo mapa; es una táctica de largo aliento que combina prudencia, oportunidad y capacidad técnica. La serpiente no muerde por mero instinto; espera, calcula y ataca en el momento en que el cuerpo social está vulnerado.

Si se busca un hito simbólico, 1776 ofrece un punto germinal: la fundación de instituciones republicanas modernas, la invención de nuevos símbolos de autoridad y la emergencia de redes transatlánticas de saber y de capital que proyectarán efectos por siglos. No se trata de presentar una causalidad mágica entre un año y una estrategia; se trata de señalar que a partir de la Revolución Americana y de procesos simultáneos en Europa se consolidaron prácticas que favorecían la formación de centros de poder técnico —bancos, sociedades anónimas, academias— capaces de proyectar influencia con mayor autonomía frente a las monarquías tradicionales.

En ese momento se liberó una capacidad: la de concebir proyectos políticos y económicos como configuración de reglas y repertorios simbólicos que perdurarían más allá de gobiernos efímeros. La serpiente encuentra ahí un terreno fértil: no opera por conquista militar sino por construcción de reglas, símbolos y rituales que naturalizan una presencia y que, con el tiempo, hacen difícil separar lo "normal" de lo instituido.

La eficacia serpentina depende de la coordinación longitudinal: la transmisión de instrumentos, prácticas e instituciones a lo largo de generaciones. Eso exige una infraestructura de reproducción: familias que saben casar estratégicamente, fundaciones que preservan memoria y recursos, universidades y escuelas que forman técnicos afines, y consultoras que traducen la técnica en servicio. La serpiente se reproduce por líneas: educación de élites, endogamia estratégica, puestos en juntas, donaciones dirigidas y la creación de think tanks que normalizan conceptos.

La transmisión no es siempre visible. A menudo se produce mediante narrativas culturales: becas que orientan currículos, prácticas de filantropía que normalizan agendas, cátedras que consolidan marcos interpretativos. Todo esto crea una continuidad institucional que hace que ciertos intereses se reproduzcan sin necesidad de conspiración coordinada en cada generación: simplemente existe saber, acceso y predisposición para actuar de una manera coherente con el interés acumulado.

La serpiente no es ciega ante el desastre: aprende a beneficiarse de convulsiones históricas. Guerras, crisis financieras, pandemias o revoluciones son oportunidades para introducir reglas, instituciones o narrativas que de otro modo encontrarían resistencia. No es que el desorden sea buscado por sí mismo; más bien, cuando el orden se quiebra, las ventanas para reescribir los códigos se abren. Los ejemplos que hemos recorrido muestran este patrón: la crisis posbélica que consolidó el secreto suizo; el agotamiento del fosfato en Nauru que se convirtió en oferta de licencias; las guerras y la posguerra como momentos en que movimientos financieros reconfiguraron arquitectura jurídica.

Tácticamente, la serpiente opera así: esperar la conmoción, introducir soluciones técnico-logísticas —títulos, exenciones, nuevos instrumentos jurídicos— y naturalizarlas justificándolas por la urgencia. Con el tiempo, las soluciones de emergencia se vuelven permanentes. Es un proceso de largo alcance: los cambios implantados en el estrés se normalizan en paz.

La serpiente parece juvenil cuando actúa sobre el territorio: crea archipiélagos de soberanía, jurisdicciones "plug-and-play" y redes de corresponsalía que erosionan la capacidad regulatoria de Estados que antes podían controlar flujos. El desplazamiento no es geográfico únicamente; es soberano: la lógica de la soberanía fiscal se transfiere desde el Estado hacia espacios privados y a jurisdicciones que venden facilidad regulatoria.

Ese desplazamiento prolonga, a su manera, la colonialidad: los recursos, las reglas y los beneficios se transfieren a centros que, en la práctica, se comportan como metrópolis legales. Los Estados periféricos pierden bases fiscales y capacidad de decisión; la serpiente consolida nodos que operan con reglas propias y que, a la larga, minan la autonomía de los territorios exportadores de capital o recurso.

Para que la serpiente pueda operar sin fricción, necesita narrativas que naturalicen la desigualdad y que hagan ver la excepción como destino o virtud. Aquí entra el recurso a legitimaciones teológicas o ideológicas: la idea de la meritocracia excepcional, la narración de que las élites "salvan" a la nación mediante su gestión, la apelación a destinos o a misiones históricas que exculpan prácticas de extracción. En distintas épocas hemos visto el recurso a la sacralización de la sangre, a la naturalización de jerarquías y a la reinterpretación de la deuda moral como deber de salvación.

Esa sacralización facilita la normalización de lo que en otros marcos se llamaría abuso: si la concentración se presenta como eficiencia inevitable, la resistencia ética se erosionará. La serpiente no solo abre rendijas técnicas; trabaja también las narrativas que hacen plausible la permanencia de sus ventajas.

Si se preguntara cuál es la meta estrategia, podría decirse que la serpiente busca configurar una gobernanza que asegure la reproducción del capital y la capacidad de decisión de ciertos actores fuera de la esfera democrática plena. Sus tácticas son variadas y convergentes:

- Crear instrumentos legales que institucionalicen la excepción (exenciones, trusts, sociedades pantalla).
- Capturar instituciones de control mediante colocaciones, donaciones y alianzas epistemológicas (universidades, think tanks).
- Producir símbolos de legitimidad (arquitectura, filantropía, premios) que envuelvan la acumulación en aura moral.
- Diseminar el riesgo mediante redes transnacionales que dificultan la acción judicial y regulatoria.
- Aprovechar crisis para convertir medidas temporales en permanentes.
- Desplazar la soberanía fiscal mediante la creación de archipiélagos regulatorios.

Cuando la serpiente cierra, lo hace con paciencia: una vez que las piezas técnicas, las narrativas y las alianzas están en su lugar, la reversión exige esfuerzos políticos y técnicos gigantescos. La normalización operativa —la conversión de excepción en costumbre— es su fuerza mayor.

Comprender la Estrategia Serpentina no es resignarse; es diseñar la contraofensiva democrática. Las respuestas son múltiples y deben ser combinadas:

- Transparencia radical: registros públicos de beneficiarios finales, trazabilidad obligatoria de transacciones relevantes y mecanismos de acceso que reduzcan asimetrías informativas.
- Cooperación internacional: armonización normativa para impedir que la competencia regulatoria sea mera carrera hacia el abismo de la opacidad; intercambio automático de información fiscal y penal.

- Democracia de la memoria: control ciudadano sobre filantropías, universidades y think tanks que reciben fondos sustantivos; auditorías públicas e independencia académica real.

- Cultura cívica: alfabetización simbólica para desactivar narrativas sacralizadoras del privilegio; educación que enseñe a leer símbolos de legitimidad.

- Resiliencia institucional: fortalecer agencias fiscales y judiciales con recursos técnicos, protección de investigadores y cooperación multilateral.

La serpiente es antigua en su figura y moderna en sus instrumentos. No desaparece con rituales ni con decretos morales: exige transformaciones institucionales, tecnológicas y culturales. Si el desplazamiento de soberanías se ejerce mediante técnicas legales y narrativas, su reversión también debe combinar ley, tecnología y cultura. La táctica serpentina encuentra su antídoto en la paciencia democrática: construir reglas, educar la mirada pública y organizar la cooperación internacional para que el tiempo ya no sea aliado exclusivo de quien se esconde en las grietas.

Capítulo 44: Litigios Estratégicos: La batalla legal contra los paraísos.

LA ARQUITECTURA FINANCIERA del siglo XX no surgió de la nada; fue el resultado de decisiones concertadas en momentos de convulsión. La conferencia de Bretton Woods, en julio de 1944, nació de una necesidad concreta: evitar las desordenadas devaluaciones y las trampas competitivas que habían marcado las décadas anteriores. Pero la institucionalización que siguió —FMI, Banco Mundial, arreglo de tipos de cambio— hizo algo más: creó dispositivos técnicos que permitieron coordinar políticas macroeconómicas en una escala global. Lo que comenzó como una respuesta al desorden monetario devino, con el tiempo, en una red de foros, bancos centrales y organismos técnicos cuya autoridad, en la práctica, reconfiguró quién decide sobre el flujo del capital. Hoy, muchas de esas decisiones se reprograman en código. El trayecto desde Bretton Woods hasta el control algorítmico muestra cómo la técnica fue desplazando a la política y cómo los instrumentos diseñados para gestionar crisis se volvieron, con el tiempo, formas de gobierno.

Bretton Woods institucionalizó una visión concreta: un sistema multilateral capaz de proveer estabilidad cambiaria y financiamiento para la reconstrucción. El Fondo Monetario Internacional debía ser "buque de rescate" temporal de la liquidez; el Banco Mundial, promotor de inversión en infraestructura. Ambas instituciones trazaron reglas de comportamiento macroeconómico: supervisión de cuentas corrientes, condicionamientos al acceso a créditos y recomendaciones técnicas sobre políticas fiscales y monetarias.

La elección de esa arquitectura no fue neutra: centralizó en foros internacionales la producción de conocimiento técnico sobre economía y legitimó la idea de que los problemas macroeconómicos requieren soluciones colectivas coordinadas por expertos. Esa delegación técnica sería crucial: pasó a entenderse que ciertos asuntos de política podían ser gestionados más eficazmente por organismos especializados que por la deliberación política doméstica.

Paralelamente, otros espacios discretos consolidaron poder en los ciclos de decisión. El Bank for International Settlements (BIS) se volvió foro donde banqueros centrales conversan con libertad y crean consensos técnicos. No es conspiración: es función. La negociación entre pares sobre liquidez, sobre reglas de capital bancario o sobre arreglos de swap fue parte esencial de la estabilización internacional. Pero el efecto institucional fue también la creación de una élite técnica con capacidad de establecer normas que luego se traducirían en regulación global —Basel I, II, III— y que marcarían el pulso financiero sin la misma exposición pública que un parlamento.

A esa arquitectura formal se sumaron instituciones de intermediación: think tanks, foros privados y redes de expertos que difundieron y legitimaron ciertos marcos analíticos y soluciones técnicas. Organizaciones como ciertos consejos y foros internacionales (sin pretender una lista exhaustiva) operaron como espacios de construcción de consenso entre sector público y privado, favoreciendo la formación de una agenda que a menudo privilegió estabilidad financiera, liberalización de mercados y soluciones tecnocráticas.

Ese ecosistema produjo una virtud y un problema: permitió el intercambio de conocimientos entre países y actores; también habilitó la consolidación de narrativas que, traducidas en políticas, tendían a priorizar la estabilidad financiera internacional —a veces en detrimento de otras prioridades sociales.

Una de las consecuencias menos celebradas de la institucionalización técnica fue la dependencia que generaron algunos instrumentos: condicionamientos asociados a préstamos y programas de ajuste que exigían reformas estructurales en países prestatarios. En la práctica, esas condiciones—tales como liberalización de mercados, privatizaciones y reformas de protección social— tuvieron efectos duraderos: en algunos casos estabilizaron economías; en otros, exacerbaron vulnerabilidades y erosionaron capacidad fiscal para responder a crisis sociales.

Las críticas de "neocolonialismo financiero" apuntan precisamente a esto: que la asistencia técnica, en determinadas condiciones, funcionó como forma de condicionar políticas nacionales y de reproducir asimetrías de poder económico. La lección histórica es clara: la técnica sin anclaje democrático puede reproducir inequidades.

El salto que hoy nos interpela es tecnológico: las herramientas de toma de decisión se codifican. Lo que antes era discusión técnica inscrita en informes y comités pasa ahora por modelos, scores y reglas ejecutables. Trading algorítmico, scoring crediticio automatizado, modelos macroeconómicos de simulación en tiempo real: son instrumentos que reducen la deliberación a outputs computacionales. La ventaja es obvia: velocidad, escala, capacidad de procesar millones de datos. El riesgo también: opacidad, sesgos incorporados y la delegación de juicios políticos a sistemas concebidos con objetivos instrumentales.

El desplazamiento epistémico es profundo. Antes, un comité de expertos discutía trade-offs y aprobaba una norma; hoy, un algoritmo puede decidir límites de acceso al crédito o priorizar intervenciones de política social en base a métricas que pocos entienden. La autoridad se desplaza desde la deliberación pública hacia la validación técnica del modelo.

Si los programas de ajuste condicionaban políticas, los modelos algorítmicos que hoy prescriben límites de crédito o evaluación de riesgo social reproducen ese poder técnico, pero con mayor velocidad y menor transparencia. Un país periférico puede encontrarse subordinado no sólo a reglas contables sino a scores construidos en centros de conocimiento concentrado —con consecuencias en acceso a capital y en valor de activos.

Surge entonces un debate sobre "gobernanza de múltiples partes interesadas": la propuesta de articular decisiones públicas con conocimientos privados, académicos y sociales. En teoría, es solución pragmática. En la práctica, cuando esos foros carecen de rendición democrática, se convierten en mécanismos para desplazar decisiones a espacios cerrados donde actores con recursos técnicos y económicos tienen ventaja. La crítica es que se legitima la tecnocracia sin responsabilidad pública suficiente.

El asunto esencial es político: quien programa el algoritmo decide. Diseñar criterios de scoring, seleccionar variables proxy, ponderar riesgos y beneficios implica decisiones normativas. La automatización intensifica el alcance de esas decisiones: se vuelven operativas, inapelables para el afectado y difíciles de auditar. Cuando la programación se confía a consorcios privados o a equipos técnicos cerrados, la democracia pierde capacidad de influir.

La travesía desde Bretton Woods hasta la gobernanza algorítmica sugiere medidas concretas:

- Transparencia obligatoria: los modelos que afectan derechos deben estar sujetos a documentación pública, test de sesgo y explicación de variables.

- Auditorías independientes: organismos no vinculados a los desarrolladores deben evaluar impacto, equidad y robustez.

- Participación democrática: decisiones algorítmicas críticas requieren procesos deliberativos con representación ciudadana y mecanismos de apelación.

- Formación pública: alfabetización en datos y en modelos para que la deliberación pública sea informada.

- Cooperación normativa internacional: estándares comunes para scoring, CBDC y sistemas financieros algorítmicos que eviten la externalización de riesgos a jurisdicciones indefensas.

La historia que va de Bretton Woods al control algorítmico es la historia de cómo el poder técnico fue concitando autoridad. La pregunta final no es técnica sino política: ¿quién programa los algoritmos que regulan el crédito, el trabajo y la movilidad social? Si la respuesta es un equipo cerrado sin control ciudadano, la democracia habrá cedido demasiado terreno. Si la respuesta implica transparencia, participación y reglas claras, la técnica puede servir a la sociedad en vez de dominarla. El desafío actual es exigir que el control algorítmico sea gobernado con las mismas reglas de responsabilidad y deliberación que la política democrática reclama: sin eso, los códigos no serán neutros; serán decretos.

Capítulo 45: La Cooperación Multilateral: ¿Es posible un registro global de activos?

LA PROMESA DE UN DINERO digital emitido por bancos centrales (CBDC) es seductora: mayor eficiencia en pagos, reducción de costos de liquidación, inclusión financiera teórica. Pero la posibilidad técnica de programar unidades monetarias introduce una capacidad inédita: condicionar una transacción en tiempo real, imponer reglas granulares sobre uso de fondos y, por tanto, modular quién puede participar en el mercado y con qué limitaciones. Ese salto técnico no es neutro. Convertir el dinero en código operativo transforma un derecho económico —la capacidad de efectuar intercambios— en una variable programable. El capítulo explora esa arquitectura, los mecanismos y riesgos, la metáfora apocalíptica que circula en el imaginario —nadie podrá comprar ni vender— y, sobre todo, las salvaguardas imprescindibles para que la innovación no devenga en un instrumento de control arbitrario.

Las CBDC se conciben en dos grandes arquitecturas: abiertas (ledger público o permisionado) y cerradas (sistemas permisionados controlados por la entidad emisora). En cualquiera de los diseños aparecen elementos técnicos que permiten aplicar reglas a cada unidad de dinero: APIs que responden a consultas, smart contracts que condicionan el uso de fondos, mecanismos de bloqueo remoto y listas de excepciones. Cuando la moneda es digital y programable, las autoridades pueden establecer condiciones temporales (p. ej., validez sólo durante un periodo), sectoriales (uso permitido únicamente para compras básicas), o personales (bloqueo por historial). El dinero deja de ser neutral para transformarse en vector de políticas públicas y de control.

La otra pieza central es la identidad digital: el vínculo entre una persona y su representación en un sistema. Vincular identidad e instrumento de pago permite trazar comportamientos económicos con precisión. Si a eso se suma un scoring —un número que resume conducta financiera, social o de riesgo— aparece la posibilidad de condicionar accesos: quién recibe subsidios, quién puede pedir crédito, quién puede comprar ciertos bienes. La "marca" digital, que integra reputación y compliance, convierte la economía en un espacio donde la conducta es preevaluada y la transacción depende de la etiqueta adjudicada.

No es mera metáfora conspirativa recordar la frase bíblica sobre el sello que condiciona la capacidad de comprar y vender. En términos técnicos, una CBDC con control programable puede implementar, por diseño o por abuso, reglas que anulen o habiliten transacciones según criterios predeterminados. La amenaza no es inevitable, pero es técnicamente posible: si la moneda puede ser marcada, restringida o bloqueada por la autoridad emisora, entonces la capacidad de comerciar pasa a depender de esa marca. La reflexión no es teológica sino política: cómo garantizar que el derecho a participar en el mercado no quede a merced de algoritmos sin control democrático.

La imagen simbólica de la mano (acción) y la frente (legalidad/creencias) ayuda a entender la doble dimensión del control. La mano representa el acto de comprar y vender, el efecto operativo que un sistema monetario digital puede habilitar o bloquear. La frente alude a la posibilidad de condicionar transacciones por criterios ideológicos, de comportamiento o de alineación política. En la práctica, la tecnología permite vigilar y condicionar ambos: tomar decisiones de acceso (mano) en función de scores o de conformidad normativa (frente). La convergencia plantea un problema de derechos fundamentales: la protección de la autonomía económica y la libertad de pensamiento.

Los sistemas de scoring y las reglas automatizadas se apoyan frecuentemente en algoritmos de aprendizaje automático. La IA predice comportamientos, estima riesgo y sugiere decisiones automáticas. El problema aparece cuando esas predicciones se usan para restringir derechos: la opacidad del modelo hace difícil auditar por qué a una persona se le niega una transacción. Las decisiones predictivas reproducen sesgos históricos y pueden penalizar a comunidades ya vulnerables. Además, cuando la IA determina accesos económicos, la rendición de cuentas se complica: ¿quién explica una negación automática sino el código y su equipo de diseño?

Propuestas de gobernanza multilateral y discursos sobre "reconstrucción" o "gran reinicio" promueven la coordinación internacional en sistemas financieros digitales. Hay una tensión sana entre cooperación necesaria y captura tecnocrática: coordinar estándares para interoperabilidad y seguridad es positivo; permitir que consorcios privados o foros técnicos sin legitimidad democrática definan reglas operativas para monedas que condicionan derechos es problemático. La gobernanza debe incluir a la sociedad civil, a los parlamentos y a mecanismos de rendición claros.

Las CBDC pueden facilitar políticas públicas valiosas: transferencias focalizadas, lucha contra fraude, inclusión financiera. Pero sin salvaguardas pueden transformarse en palancas de exclusión: congelamiento de cuentas por motivos administrativos sin proceso, denegación de compras por perfiles ideológicos o sociales, discriminación algorítmica. Resulta crucial distinguir entre capacidad técnica y legitimidad política: el hecho de que algo sea posible no lo justifica.

Para preservar el derecho a comprar y vender y garantizar procesos justos, se requieren salvaguardas concretas:

- Diseño con privacidad por defecto: arquitecturas que minimicen datos personales en transacciones rutinarias; separación técnica entre identidad y transacción donde sea posible (tokens transaccionales anónimos con límites).

- Opciones offline y análogas: mantener alternativas de efectivo o instrumentos equivalentes para quienes no usan o no desean usar la CBDC; proteger la inclusión.

- Límites a la programmabilidad punitiva: prohibir la codificación de reglas que permitan bloqueos sin orden judicial o procesos de apelación; reglas claras sobre cuándo puede suspenderse una cuenta.

- Due process incorporado: cualquier restricción económica debe requerir notificación motivada, derecho a defensa y plazo máximo para la revisión; procedimientos automáticos deben tambalear ante supervisión humana y judicial.

- Auditoría independiente de algoritmos: modelos de decisión que afecten derechos deben ser auditables por entidades públicas o por auditores independientes con capacidad de examen técnico.

- Explicabilidad y registros: obligación de proveer explicaciones comprensibles a afectados cuándo un sistema automatizado niegue una transacción o reduzca límites.

- Data minimization y retención limitada: recolectar lo mínimo necesario y definir períodos razonables de conservación; prohibir la agregación irrestricta para perfiles que afecten derechos civiles.

- Salvaguardas para vulnerables: protecciones especiales para mayores, personas en pobreza y grupos sin acceso digital para evitar exclusión económica.

- Supervisión democrática y transparencia: ex ante consultas públicas sobre reglas, estándares internacionales con participación ciudadana y revisión parlamentaria de implementaciones.

- Mecanismos de interoperabilidad responsable: acuerdos internacionales que eviten "listas negras" unilaterales que bloqueen la operatividad económica sin revisión multilateral.

- Protección contra el uso secundario: prohibir el uso de datos de transacción por agencias no judicialmente autorizadas para fines que restringen derechos civiles (p. ej., persecución política).

Medidas de política pública y reparación

- Legislación específica: leyes que delimiten competencias para bloquear transacciones y que garanticen recursos judiciales efectivos.

- Fondos de reparación y mecanismos de compensación: cuando se compruebe daño por bloqueos indebidos, mecanismos ágiles de reparación.

- Educación digital y derechos: campañas públicas para que la ciudadanía entienda implicaciones de identidad digital y CBDC.

- Protección de denunciantes y prensa: salvaguardas para informes sobre abuso algorítmico.

La adopción de CBDC debe estar acompañada de debate público amplio: foros deliberativos, comisiones parlamentarias, consulta a defensores de derechos y a organizaciones de consumidores. La tecnología no puede ser impuesta como arquitectura inapelable: su legitimidad emana de la deliberación democrática y de la posibilidad de control ciudadano.

Sin controles efectivos, los CBDC pueden facilitar regímenes de control económico: bloqueos por motivos políticos, condicionamiento de ayudas por conductas evaluadas algorítmicamente y nuevas formas de marginalización. Las estrategias de resistencia incluyen: cifrado personal, opciones offline, leyes robustas de privacidad y auditoría, litigios estratégicos y movilización cívica para exigir transparencia. La fortaleza democrática será proporcional a la calidad de estas defensas.

El derecho a comprar y vender es más que un acto económico: es una manifestación de autonomía y de dignidad. Programar ese derecho en código exige cautela moral. Las monedas digitales pueden ser herramientas poderosas para el bienestar colectivo, pero su programación sin límites claros convierte la autonomía en privilegio condicional. La pregunta que debe guiar la adopción es política y ética: ¿queremos un dinero que podamos controlar colectivamente, con salvaguardas y procesos, o un dinero que pueda, en manos equivocadas, convertir la existencia económica en privilegio condicionado? La respuesta democrática exige debate, transparencia, auditoría independiente y garantías procesales antes de desplegar sistemas capaces de decidir quién puede comprar y vender.

Capítulo 46: Ética de la Transparencia: Recuperar la capacidad de decidir.

ENTRAR EN UN FREEPORT es pasar de la ciudad a una cámara fría donde el tiempo se ha vuelto indiferente y donde las cosas no circulan sino que esperan: obras empaquetadas en madera, cajas selladas, etiquetas con códigos en serie. La primera experiencia sensorial es la del silencio técnico: sistemas de climatización que regulan humedad y luz, detectores que no se ven y pasillos tautológicos que transmiten la idea de que allí lo que importa es preservar y ocultar, no exponer. Pero detrás de esa quietud hay una economía febril: mercados que se mueven sin ojos y una ritualidad profesional que hace de la custodia un arte y del escondite un servicio premium. Los freeports son, en suma, microestados de opacidad donde la riqueza se resguarda, se programa fiscalmente y se transforma en espectáculo para iniciados.

Un freeport es, formalmente, un depósito aduanero de alta seguridad donde bienes —especialmente obras de arte, antigüedades y objetos de lujo— pueden permanecer sin que su ingreso se someta de inmediato a impuestos de importación o a ciertas obligaciones aduaneras. Esa condición se logra mediante reglas ad hoc: diferimiento de aranceles, tratamiento de "depósito no comercial" y marcos legales que regulan la custodia, el seguro y la circulación dentro del recinto. Pero el freeport no es únicamente aritmética fiscal: es un servicio integrado que combina almacenamiento, certificación de procedencia, intermediación de subastas y, en muchos casos, servicios de restauración y logística internacional.

La arquitectura legal que sostiene el freeport es múltiple y deliberada: contratos de custodia que limitan la responsabilidad, cláusulas de confidencialidad, vehículos societarios que permiten titularidad interpuesta y esquemas de seguro que protegen activos sin hacerlos transparentes. Esa construcción ofrece a los propietarios dos ventajas técnicas: tiempo para planificar la tributación y la posibilidad de mover activos entre jurisdicciones con costes marginales. El freeport, en ese sentido, es un producto legal empaquetado y vendido a quienes tienen interés en posponer o modular la visibilidad de su propiedad.

La materialidad del freeport es impactante: bóvedas subterráneas, puertas acorazadas, sistemas de control biométrico y circuitos de vídeo que funcionan las veinticuatro horas. Pero la seguridad no es solo física; es también informacional. Los freeports modernos ponen en operación sistemas de tracking internos, ledgers cerrados y protocolos de acceso que limitan quién puede ver qué: personal autorizado, auditores contratados y, en algunos casos, clientes con credenciales especiales. Entre las capas tecnológicas se combinan registros digitales privados, sistemas de alarmas y documentación que circula en canales cerrados.

El efecto práctico es la sensación de impermeabilidad: para un inspector externo, acceder a información sobre quién es el beneficiario final de una obra depositada en un freeport exige no solo una orden judicial, sino también cooperación internacional y la voluntad política de enfrentar resistencias comerciales. Esa conjunción técnica y legal convierte al recinto en fortaleza operativa: quien deposita una pieza no solo la asegura físicamente sino que la coloca en un régimen de tratamiento privilegiado frente a la inmediatez fiscal y mediática.

En los freeports el arte cambia de estatuto: deja de ser principalmente objeto de contemplación pública para transformarse en instrumento financiero. Obras que antes circulaban en exposición pasan a integrar carteras —colaterales de préstamos, garantías para productos financieros complejos— y se valorizan en balances sin salir de su depósito. La desmaterialización cultural ocurre cuando el valor de la obra se mide por su capacidad de servir como activo, no por su papel en el discurso público.

Ese proceso implica un empobrecimiento social: piezas que podrían enriquecer museos y plazas quedan fuera del acceso colectivo; el valor estético se subordina al uso económico. Al mismo tiempo, el mercado celebra la condición de reliquia invisible: la obra en la bóveda adquiere otra aura, la del bien que se posee y que solo se revela a círculos cerrados bajo demanda. La cultura se privatiza y el patrimonio se convierte en instrumento de liquidez para quien puede permitirse mantenerlo fuera del relato público.

Los freeports no solo almacenan; performan. Existe una teatralidad específica en la práctica de la "revelación selectiva": visitas organizadas por cita, exhibiciones privadas para coleccionistas verificados, subastas cerradas donde se muestran fragmentos bajo NDA. Esa dramaturgia crea una experiencia de pertenencia: ver una obra que la mayoría no puede ver es ritual de iniciación. Al mismo tiempo, la operación de ocultamiento —sellos, transferencias discretas, facturas con descripciones genéricas— actúa como liturgia de protección.

La organización interna del freeport aprende a operar con esta doble naturaleza: custodios que son además curadores de la discreción, contratos que fungen como oraciones de confidencialidad y procedimientos que institucionalizan la revelación controlada. Para los clientes, el freeport es así una especie de santuario privado donde la presencia del objeto sirve tanto para aseverar estatus como para conservarlo como reserva de valor.

Los actores que hacen viable el ecosistema son diversos: custodios especializados, corredores de arte, casas de subastas, oficinas de abogados, asesores fiscales y bancos privados. Cada uno aporta un eslabón: el custodio ofrece la bóveda; el intermediario la conexión con el mercado; el abogado el blindaje jurídico; el banco la correspondencia financiera. La colaboración de estos actores crea la cadena que convierte una obra en un activo protegido.

Pero esa multiplicidad genera responsabilidad compartida: cuando algo es ilícito —arte robado, procedencia dudosa— la dispersión de funciones hace difícil determinar responsabilidades y complica las diligencias. Es esa fragmentación la que algunos críticos señalan como la fuerza estructural del freeport: la complejidad operacional diluye rendiciones y ralentiza las investigaciones.

Una estrategia recurrente es la "divulgación selectiva": compartir información reducida y controlada con actores que la necesitan para validar transacciones (bancos, aseguradoras), manteniendo el resto invisible a terceros. La divulgación selectiva es a la vez técnica comercial y acto de poder: define quién merece conocer la verdad y quién no. En mercados donde la información escasea, la visibilidad controlada es servicio y privilegio.

El efecto simbólico es la creación de círculos de propiedad social: el acceso al conocimiento se convierte en signo de pertenencia. Quién entra en ese círculo obtiene una ventaja de mercado; quién permanece fuera, no. Esa dinámica reproduce inequidades y contribuye a la construcción de una economía de exclusión.

Las críticas más potentes contra los freeports se concentran en tres riegos tangibles: lavado de activos, evasión fiscal y retención ilegal de bienes culturales. El uso de depósitos aduaneros para ocultar la procedencia real de una obra, la titularidad interpuesta para evitar impuestos y la permanencia de bienes patrimoniales fuera del escrutinio público han demostrado ser problemas reales en múltiples investigaciones internacionales. Además, la ubicación segura de piezas también facilita el almacenamiento temporal de objetos robados o traficados, complicando su restitución.

Estos riesgos no son inevitables; dependen de normas, diligencias y voluntad de cooperar. Pero la propia configuración de los freeports —alta seguridad, anonimato relativo y servicios integrados— los convierte en entornos muy explotables si las salvaguardas fallan.

Frente a esos riesgos, las respuestas regulatorias son complejas y políticas. Algunas medidas discutidas o implementadas incluyen:

- Obligación de due diligence reforzada: exigir a custodios y intermediarios conocer el beneficiario final y pruebas de procedencia antes de aceptar bienes.

- Requisitos de registro: metadatos públicos sobre entrada y salida de objetos sin comprometer seguridad operacional, suficientes para detectar patrones de abuso.

- Cooperación internacional: protocolos de intercambio de información entre autoridades aduaneras, policiales y culturales para rastrear bienes robados.

- Limitaciones temporales: impedir que bienes permanecieran indefinidamente inactivos sin justificación legítima o vínculo con exposiciones públicas.

- Transparencia en transacciones de alto valor: obligación de reportar a autoridades financieras transferencias relacionadas con activos culturales de alto valor.

Sin embargo, cada medida implica un dilema: la transparencia efectiva puede chocar con demandas legítimas de privacidad y seguridad de coleccionistas; la diligencia excesiva puede disuadir inversión legítima. La política pública debe, por tanto, equilibrar protección y libertad, sin ceder el espacio a prácticas que erosionen el interés público.

La regulación práctica enfrenta además obstáculos: lobbies poderosos que defienden la confidencialidad como argumento comercial, jurisdicciones que compiten por ofrecer ventajas y la técnica compleja que exige capacidades de supervisión especializadas. El resultado es que la respuesta suele ser parcial y lenta, aunque hay avances: mayor presión para registros de beneficiarios reales, acuerdos aduaneros y estándares internacionales sobre due diligence en arte.

Los freeports condensan muchas de las tensiones de nuestra época: la privatización del patrimonio, la conversión del símbolo en activo y la colusión entre servicios legales y financieros para proteger riqueza opaca. Entenderlos es clave para diseñar respuestas que no supongan el cierre de mercados legítimos, pero sí impongan reglas que impidan que los depósitos se conviertan en refugios de impunidad.

El antídoto precisa de políticas técnicas y de voluntad política: exigir registros, fortalecer cooperación internacional, proteger el patrimonio cultural y diseñar modelos de divulgación que permitan auditoría sin destruir la seguridad comercial. Pero también requiere herramienta cívica: denuncia periodística, litigios estratégicos y presión pública que desnaturalice la idea de que la confidencialidad es, por definición, virtud.

En el freeport la magia organizada consiste en convertir lo visible en oculto y lo público en reserva: deshacer esa operación exige luz técnica y voluntad democrática. Solo así la ciudad recuperará sus bienes culturales y su tierra dejará de ser cofre para riquezas fantasmas.

Capítulo 47: Iluminar la Sombra: Una nueva arquitectura para el bien común.

HEMOS RECORRIDO UN mapa largo y complejo: islas sagradas y paraísos fiscales, estatuillas de Hermes y algoritmos que deciden el crédito, sacerdotes custodios y trust lawyers, rituales en bosques de secuoyas y oficinas de abogados que venden anonimato. No todo eso fue conspiración organizada desde un solo centro: fue, más bien, una confluencia de técnicas, símbolos, mercados y oportunidades jurídicas que, combinadas, construyeron una infraestructura de invisibilidad. La imagen que quedó tras ese recorrido es la de un aparato —el Ojo— que no es únicamente simbólico sino operativo: tecnologías legales, arquitecturas territoriales, rituales de legitimación y códigos digitales que, juntos, determinan quién existe fiscalmente y quién no.

El Ojo opera por capas. En la base están las tecnologías jurídicas (sociedades pantalla, trusts, registros cerrados) y territoriales (jurisdicciones permisivas, freeports). Sobre esas capas se montan prácticas simbólicas (símbolos, arquitectura, rituales) que legitiman privilegios. Finalmente, la capa más reciente incorpora la lógica algorítmica: modelos predictivos, scoring y monedas programables que pueden automatizar exclusiones. La fuerza del sistema reside en la coordinación de esas capas: la técnica hace posible el secreto, el símbolo lo naturaliza y la tecnología lo escala.

Las grandes filtraciones periodísticas actuaron como desinfectante: sacaron a la luz rutas, estructuras y nombres que eran, para la opinión pública, opacidad inasequible. Pero la luz de una filtración no reemplaza la labor institucional: sin reformas legales, cooperación judicial y controles técnicos, las prácticas se adaptan. Filtraciones demuestran factibilidad de investigación y movilizan demandas; transformarlas en reformas requiere persistencia política y jurídica.

1) Transparencia societaria y registro de beneficiarios finales

- Registro público o de acceso controlado de beneficiarios efectivos (BO registries) con verificación y sanciones por falsedad.

- Extensión obligatoria a fideicomisos y a fundaciones: obligación de declarar beneficiarios reales ante autoridad competente con acceso internacional regulado.

2) Cooperación internacional y AEOI

- Fortalecimiento del intercambio automático de información (AEOI), con inclusión de bienes inmuebles, trust payouts y cuentas en freeports.

- Acuerdos multilaterales que reduzcan la competencia de baja transparencia; sanciones fiscales coordinadas para jurisdicciones que persistentemente no cooperan.

3) Regulación del mercado del arte y freeports

- Due diligence obligatoria para casas de subastas, galerías, intermediarios y custodios de freeports: verificación de procedencia, beneficiario final y bloqueo preventivo en caso de riesgo.

- Transparencia mínima en movimientos de obras de alto valor: metadatos públicos que no pongan en riesgo seguridad pero permitan detectar patrones de abuso.

- Requisitos para que freeports presenten registros agregados anonimizados que permitan auditorías y detección de flujos inusuales.

4) Supervisión financiera y penal

- Unidades AML reforzadas con capacidad técnica para investigar criptoactivos, smart contracts y esquemas cross-jurisdictional.

- Sanciones efectivas, confiscación patrimonial más agilizada para activos identificados como de origen ilícito y mecanismos procedimentales que faciliten restitución y reparación.

- Protección internacional a investigadores y jueces que trabajan en casos transnacionales.

5) TECNOLOGÍA Y CONTROL algorítmico

- Auditorías independientes obligatorias de algoritmos que afecten acceso económico (scoring, credit approval, CBDC controls); derecho a explicación y proceso de apelación.

- Diseño de CBDC con restricciones: prohibición de programación punitiva sin mandato judicial, due process digital, posibilidad de transacciones anónimas limitadas para preservar la libertad económica.

- Reglas internacionales sobre interoperabilidad y salvaguardas que impidan la creación de "marcas" económicas discriminatorias sin revisión democrática.

Medidas de política pública y reparación:

- Uso de bienes recuperados: creación de fondos de restitución y de inversión pública destinados a reparar daños culturales y sociales (restitución de patrimonio cultural, rehabilitación urbana).

- Reformas fiscales progresivas y cierre de agujeros legales que permiten erosión de bases tributarias: cooperación para gravar propiedad inmobiliaria de no residentes cuando sirva para eludir impuestos.

- Programas de desarrollo alternativo para jurisdicciones pequeñas: asistencia técnica para diversificar economías y reducir incentivos a "vender" la soberanía normativa.

Cultura, educación y la dimensión esotérica:

- Alfabetización simbólica: programas educativos que enseñen a leer iconografías del poder y a entender cómo la representación (arquitectura, logotipos, filantropía) actúa como legitimación.

- Ética profesional: incorporar en formación de abogados, auditores, banqueros y curadores obligaciones de debida diligencia y prácticas éticas vinculantes.

- Revalorización comunitaria: políticas de repatriación y colaboración con comunidades originarias para proteger saberes culturales y evitar su apropiación como mercancía.

Acción ciudadana y gobernanza democrática:

- Observatorios ciudadanos: plataformas transnacionales de seguimiento de patrimonio, propiedad y flujos de capital; acceso abierto a datos agregados para investigación.

- Protección robusta a denunciantes y prensa investigativa: marcos legales que permitan filtraciones responsables y protección de fuentes.

- Redes de cooperación entre ONG, fiscales y academia para litigios estratégicos que busquen precedentes y cambios normativos.

Los riesgos persisten: algoritmos sin explicación, CBDC mal diseñadas, freeports opacos, fortalecimiento de "búnkeres" fiscales. Pero existen palancas de cambio: tecnología abierta (ledgers auditables públicos donde proceda), periodismo persistente, litigios estratégicos y cooperación multilateral. El adversario no es la riqueza per se sino la opacidad que la protege: revertirla exige volver a poner la vida pública en el centro.

Iluminar la sombra no es una labor meramente técnica: es un trabajo de recomposición social. La transparencia no busca la venganza; busca recuperar la posibilidad de deliberar con información, la capacidad de decidir colectivamente en qué mundo queremos vivir. No se trata únicamente de perseguir evasores; se trata de construir instituciones que permitan que la riqueza sirva a la vida y no solo a su ocultamiento.

La luz no elimina la complejidad: habrá dificultades técnicas, conflictos diplomáticos y resistencias poderosas. Pero la luz sí hace posible la alternativa: una arquitectura institucional donde la ley, la tecnología y la cultura trabajen para la rendición de cuentas y la protección del bien común. La invitación final es práctica y ética: auditar lo que hoy se oculta, legislar lo que hoy se esconde y educar a las generaciones para que ya no confundan la sombra con destino. Porque la riqueza sin visibilidad no es progreso: es garantía de impunidad. Y la democracia sólo recupera su salud cuando el capital deja de ser misterio y vuelve a ser posibilidad compartida.

www.ingramcontent.com/pod-product-compliance
Lightning Source LLC
LaVergne TN
LVHW040421051026
849517LV00002B/413

* 9 7 9 8 2 3 3 7 3 1 2 4 2 *